图解经络穴位传统疗法

姜庆荣◎编著

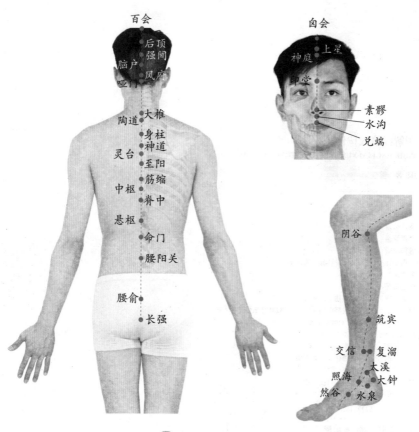

四川科学技术出版社

图书在版编目（CIP）数据

图解经络穴位传统疗法 / 姜庆荣编著 . -- 成都：
四川科学技术出版社，2024.6. -- ISBN 978-7-5727
-1406-1

Ⅰ . R224.1-64

中国国家版本馆 CIP 数据核字第 2024UP7262 号

图解经络穴位传统疗法
TUJIE JINGLUO XUEWEI CHUANTONG LIAOFA

编　著　姜庆荣

出 品 人	程佳月
选题策划	鄢孟君　历培霞
责任编辑	税萌成
助理编辑	翟博洋
营销编辑	赵　成
封面设计	弘源文化设计部·陈保全
版式设计	韩亚群
责任出版	欧晓春
出版发行	四川科学技术出版社
地　　址	四川省成都市锦江区三色路238号新华之星A座
	邮政编码：610023　传真：028-86361756
成品尺寸	155 mm × 220 mm
印　张	10　字 数　200 千
印　刷	天津海德伟业印务有限公司
版　次	2024年6月第1版
印　次	2024年6月第1次印刷
定　价	58.00元

ISBN 978-7-5727-1406-1

目 录

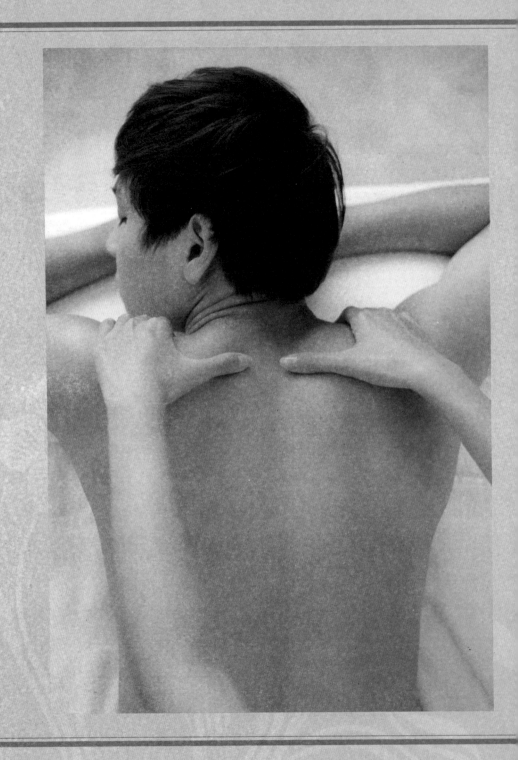

第一章

从基础开始，走进经穴的世界

● 经络好比一个城市的道路网线，「经」是主路，存在于机体内部，贯穿上下，沟通内外，「络」是辅路，存在于机体表面，纵横交错，遍布全身。我们可以通过经络「大网」，找到疾病对应的经络及穴位，对其进行疏通，以恢复身体的健康。本章介绍了经穴的基本知识，并详细讲解了如何取穴及操作。只有了解了经络，才能更好地利用它。

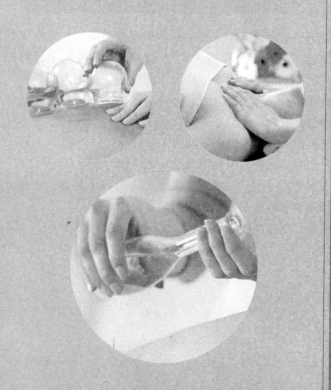

简便取穴法，教您轻松找到穴位

利用经络穴位，是一项技术活，也可以说是一把双刃剑。如果找对了穴位，再加上适当的手法，便可以祛病延年；如果在一窍不通或是一知半解的情况下胡乱操作，则往往会弄巧成拙。

在使用穴位进行治疗的时候，找准穴位是最重要的。下面，我们介绍一些容易掌握、可以轻松上手的简单取穴方法。

手指同身寸定位法

手指同身寸定位法是指以患者本人的手指为标准度量取穴，是临床取穴定位常用的方法之一。这里所说的"寸"，与一般尺制度量单位的"寸"是有区别的，是用被取穴者的手指作尺子测量的。由于人有高矮胖瘦之分，不同的人用手指测量到的 1 寸也不等长，因此测量穴位时要用被测量者的手指作为参照物，才能准确地找到穴位。

拇指同身寸：拇指指间关节的横向宽度为 1 寸。

中指同身寸：中指中节屈曲，内侧两端纹头之间作为 1 寸。

横指同身寸：又称"一夫法"，指的是食指、中指、无名指、小指并拢，以中指近端指间关节横纹为准，四指横向宽度为 3 寸。

另外，食指和中指二指指腹横宽（又称"二横指"）为 1.5 寸。

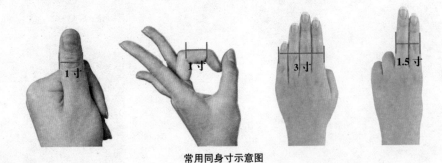

常用同身寸示意图

体表标志定位法

固定标志：常见用于判别穴位的标志有眉毛、乳头、指甲、趾甲、脚踝等。如：神阙位于腹部脐中央。

动作标志：需要做出相应的动作姿势才能显现的标志，如张口取耳屏前凹陷处即为听宫穴。

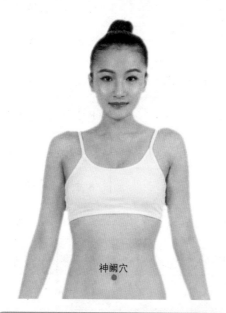

神阙穴

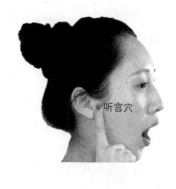

听宫穴

骨度分寸定位法

始见于《灵枢·骨度》。它是将人体的各个部位分别规定其折算长度。作为量取腧穴的标准。如前后发际正中之间为 12 寸；两乳头间为 8 寸；剑胸结合中点至脐中为 8 寸；耳后两乳突（完骨）之间为 9 寸；肩胛骨内侧缘至后正中线为 3 寸；腋前（后）纹头至肘横纹为 9 寸；肘横纹至腕掌（背）侧远端横纹为 12 寸；股骨大转子至腘横纹为 19 寸；腘横纹至外踝尖为 16 寸；胫骨内侧髁下缘至内踝尖为 13 寸。

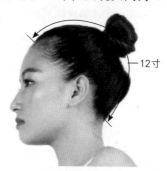

12寸

表1　常用骨度分寸定位表

部位	起止点	折量寸	度量方法
头部	前发际正中到后发际正中	12寸	直寸
	耳后两乳突（完骨）之间	9寸	横寸
	眉心到前发际正中	3寸	直寸
胸腹部	胸骨上窝（天突）到剑胸结合中点（歧骨）	9寸	直寸
	剑胸结合中点到脐中	8寸	直寸
	脐中到耻骨联合上缘	5寸	直寸
	两乳头之间	8寸	横寸
上肢部	腋前、后纹头到肘横纹	9寸	直寸
	肘横纹到腕掌（背）侧远端横纹	12寸	直寸
下肢部	耻骨联合上缘到髌底	18寸	直寸
	胫骨内侧髁下方阴陵泉到内踝尖	13寸	直寸
	股骨大转子到腘横纹	19寸	直寸
	腘横纹到外踝尖	16寸	直寸

　　说明：度量方法中的"直"指矢状线，即与人体正中线平行的线为"直线"；与人体正中线水平垂直的线为"横线"；"季胁"多指第11肋骨；"髀枢"指髋关节。

经穴按摩——常用的 10 种按摩方法

　　按摩是中医治疗疾病的手段，也是人们日常保健的常用手法，按摩的方法不同，其效果也不一样。例如顺经络走行方向、逆时针按摩多为补法，逆经络走行方向、顺时针按摩多为泻法。下面为大家详细介绍成人按摩和小儿按摩的各种手法，让您一目了然。

压法

　　以肢体在施术部位压而抑之的方法被称为压法，主要分为掌压法、指压法、肘压法 3 种。压法具有疏通经络、活血止痛、镇静安神、祛风散寒和舒筋展肌的作用，经常被用来进行胸背、腰臀以及四肢等部位的按摩。

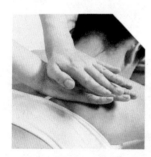 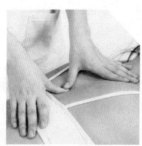 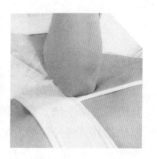

以掌面对体表治疗部位进行按压，可以一边用力，一边进行滑动。

以手指用力按压穴位，可以一边用力，一边顺着一定的方向滑动。

肘关节屈曲，以肘尖部为着力点，对体表治疗部位进行按压。

点法

　　用指端、肘尖或屈曲的指关节凸起部分着力，点压在一定部位的按摩手法称为点法，也称点穴。点穴时也可瞬间用力点按人体的穴位，具有开通闭塞、活血止痛、解除痉挛、调整脏腑功能的作用，适用于全身各部位及穴位的按摩。

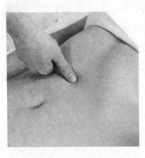
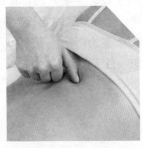
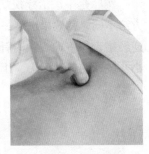

手握空拳，拇指伸直并紧靠于食指中节，用拇指指端点压一定的部位。

拇指屈曲，以拇指指间关节桡侧为着力点，对体表治疗部位进行点压。

食指屈曲，用食指第一指间关节突起部分点压体表治疗部位。

捏法

　　捏法就是用拇指、食指和中指相对用力，提捏身体某一部位皮肤、肌肉的按摩手法。捏法的动作和拿法相似，只是用力较轻微，动作较小。捏法适用于头部、颈部、四肢和脊背，具有活血化瘀、舒筋活络、安神益智的作用，对治疗消化道疾病、月经不调、神经衰弱等多种慢性疾病有一定作用。

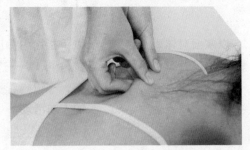

掐法

掐法是以拇指指甲在一定的部位或穴位上用力按压的按摩手法。掐法适用于面部及四肢部位的穴位，是一种强刺激的手法，具有开窍解痉的功效，如掐水沟穴可以解救中暑及晕厥患者。

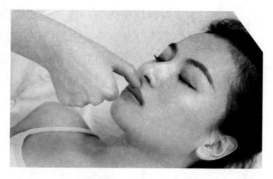

拿法

以单手或者双手的拇指与其余四指相对，握住施术部位，相对用力，并做持续、有节律的提拿动作，称为拿法。主要用于颈部、肩背部及四肢部位。在临床应用的时候，施以拿法后需配合揉摩动作，以缓解刺激引起的不适。

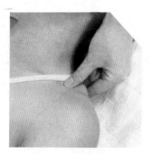

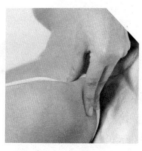

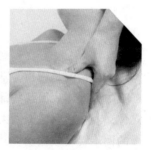

用拇指和食指提拿按摩部位。一般适用于颈项部、骨关节处。

用拇指、食指和中指提拿按摩部位，做轻重交替而连续的提捏或揉捏。

让拇指与四指分开，用掌部力量提拿按摩部位，手法要稳而柔和。

按法

用指、掌或肘深压于体表一定部位或穴位的按摩手法，称为按法，是一种刺激较强的手法，有镇静止痛的作用。指按法适用于全身各部位穴位；掌根按法常用于腰背及下肢部位穴位；肘按法力道最大，多用于腰背、臀部和大腿部位穴位。

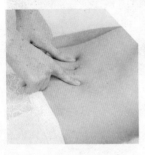 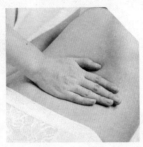 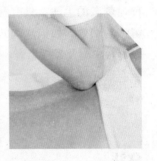

用手指着力于体表某一部位上，做一掀一压的动作，逐渐用力下压，称为指按法。

用掌根或全掌着力于体表某一部位上，逐渐用力下压，称为掌按法。

用手肘着力于体表某一部位或穴位上，逐渐用力下压，称为肘按法。

揉法

揉法指的是用指、掌、肘部吸附于人体表面某些部位或穴位，或在反射区上做柔和缓慢的回旋转动或摆动，并带动皮下组织一起揉动的按摩手法。揉法具有宽胸理气、消积导滞、活血化瘀等作用。

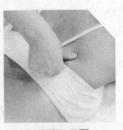

用拇指指腹按压于人体的某些部位上做回旋的揉动，适用于狭小部位。

将食指、中指或多指并拢，用指腹按压于穴位上，做腕关节回旋转动。

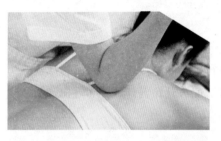

用手肘着力于穴位上，以肩为支点，上臂做主动摆动，带动前臂回旋转动。

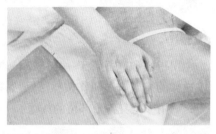

用大鱼际着力于穴位上，以前臂为支点做主动旋转，带动腕部做旋转动作。

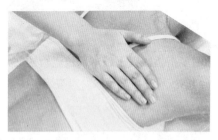

全掌紧贴于穴位上，以肘为支点，前臂做摆动，带动腕部做回旋转动。

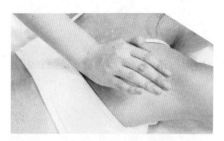

用掌根按压于穴位上，以肘部为支点，前臂摆动，带动腕部做回旋转动。

提拿法

用拇指和其余四指，或用双手分别置于患部肌肉或肌腱上，用力向上提起并进行节律性提拿的按摩手法叫作提拿法，多适用于颈肩部、腰背部、小腿肚等部位。

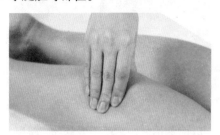

用拇指和其余四指置于患部上，用力向上提起并进行节律性提拿。

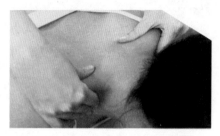

双手分别置于患部肌肉或肌腱上，用力向上提起并进行节律性提拿。

按揉法

用指腹和掌根置于一定的部位进行短时间的按压，再做旋转揉动或边按边揉的按摩方法叫作按揉法。按揉法能够开窍提神、调和气血、散寒止痛，适用于全身各个部位的按摩。

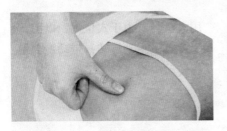

用拇指指腹置于施术部位进行短时间的按压，再旋转揉动或边按边揉。

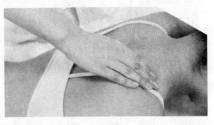

用多指指腹置于施术部位进行短时间的按压，再旋转揉动或边按边揉。

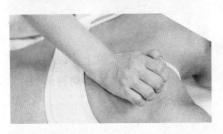

用手掌根部置于施术部位进行短时间按压，再旋转揉动或边按边揉。

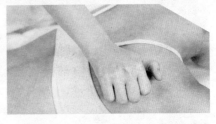

用大鱼际或小鱼际置于穴位上进行短时间的按压，再旋转揉动或边按边揉。

拍法

用虚掌或适用的拍子拍打体表部位，多作为治疗的辅助手法，可用于全身各部位，但是胸腹部极少运用。

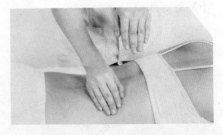

以虚掌拍之，常用于肩背部、腰骶部及臀部。在操作过程中忌用实心掌拍打，作用力度应保持一致。

经穴刮痧——常用的 7 种刮痧方法

刮痧法根据刮拭的角度、身体适用范围不同可以分为面刮法、平刮法、角刮法、推刮法、点按法、按揉法、立刮法等。

要刮痧首先要学会正确的持板方法，也就是握板法，否则刮痧时容易疲惫且效果不佳。正确的握板方法是：刮痧板的长边横靠在手掌心，大拇指和其他四个手指分别握住刮痧板的两面，刮痧时用手掌心的部位向下按压。

面刮法

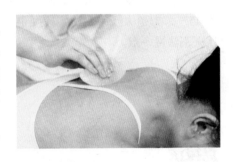

手持刮痧板，先将刮痧板垂直于皮肤，再向刮拭的方向倾斜30°～60°，依据部位的需要，将刮痧板的1/2长边或全部长边接触皮肤，自上而下或从内到外均匀地向同一方向直线刮拭，适用于身体平坦部位的穴位。

平刮法

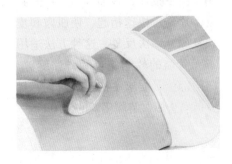

手法与面刮法相似，只是刮痧板与皮肤的角度小于15°，而且向下的渗透力也较大，刮拭速度缓慢。平刮法是刮拭疼痛区域的常用方法。

角刮法

使用刮痧板的角部在穴位附近自上而下进行刮拭，刮痧板面与皮肤呈45°，适用于肩部、胸部等部位或穴位的刮痧。因为角刮法比较便于用力，所以要避免用力过猛而伤害皮肤。

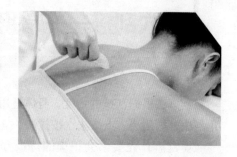

推刮法

推刮法的操作手法与面刮法大致相似，刮痧板与皮肤间的角度小于45°，力道大于平刮法，速度也比平刮法慢一点。

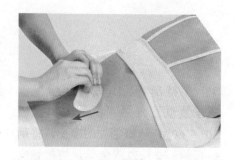

点按法

将刮痧板角部与刮拭部位呈90°向下按压，逐渐加力，由轻到重，片刻后快速抬起，使肌肉和皮肤复原，多次反复。这种方法适用于无骨骼的软组织处和骨骼缝隙、凹陷部位，要求手法连贯自如，具有镇痛止痛、解除痉挛的作用。

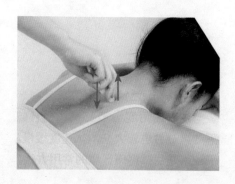

按揉法

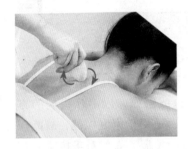

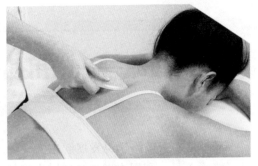

将刮痧板的边缘垂直按压在穴位上，做柔和的慢速旋转按揉。

用刮痧板角部的平面以小于20°的角度按压在穴位上，做柔和迟缓的旋转，刮痧板角部平面与所接触的皮肤始终不分开，按揉压力应当渗透到皮下组织或肌肉。这种刮法常用于手足全息穴区、后颈、背腰部全息穴区中疼痛敏感点的刮拭。

立刮法

刮痧板角部与刮拭部位呈90°，刮痧板始终不离皮肤，并施以一定的压力，在约1寸长的皮肤上做短间隔前后或左右的刮拭，适用于头颈部穴位。

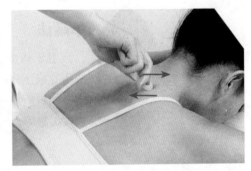

经穴拔罐——常用的7种拔罐方法

拔罐是基于经络学说发展起来的一种中医传统疗法，古称"角法"，是以罐为工具，利用火燃烧消耗罐内空气，形成相对负压，使罐吸附于施术部位，产生温热刺激及使局部皮肤充血或瘀血，以治疗疾病的方法。拔罐有着数千年的历史，由于方便易行，适用于家庭保健，故能广泛流传于民间。近年来，随着医疗实践的不断发展，人们对于拔罐理疗也有了更深入的了解。下面为大家详细介绍各种拔罐方法，以便能够正确运用此法。

根据拔罐时使用罐具的多少，可分为单罐和多罐两种方法，而多罐法又可分为密排罐法、疏排罐法、散罐法。

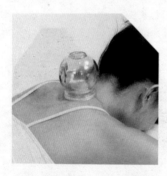

单罐法

用于病变范围较小的穴位或压痛点。可按病变或压痛的范围大小，选用适当口径的火罐。如胃病在中脘穴拔罐，冈上肌肌腱炎在肩髃穴拔罐等。

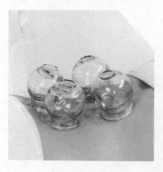

多罐法

用于病变范围比较广泛的疾病。可按病变部位的解剖形态等情况，酌量吸拔数个乃至十几个罐。如某一肌束劳损时可按肌束的位置成行排列吸拔多个火罐。

留罐法

留罐法是指将罐吸附在应拔部位后留置一段时间的拔罐方法。此法是临床最常用的一种罐法，留罐法主要用于以寒邪为主的疾病及脏腑疾病，如经络受邪（外邪）、气血瘀滞、消化不良等病症，用之均有良效。

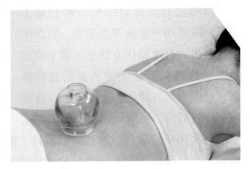

走罐法

走罐法又称行罐法、推罐法及滑罐法等。一般用于治疗病变范围较大、肌肉丰厚而平整的部位，或者需要在一条或一段经脉上拔罐的情况。走罐法宜选用玻璃罐或陶瓷罐，罐口应光滑，以防划伤皮肤。具体操作方法：先在将要施术的部位涂抹

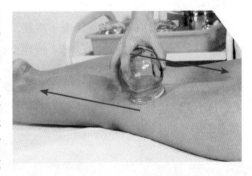

适量的润滑液，然后用闪火法（拔罐的一种点火方式）将罐吸附于皮肤上，循着经络或需要拔罐的线路来回推罐，直至皮肤出现瘀血为止。操作时应注意根据患者的病情和体质，调整罐内的负压及走罐的快、慢、轻、重。走罐时罐内的负压不可过大，否则患者会因疼痛较剧烈而无法忍受。

走罐法对不同部位应采用不同的行罐方法：腰背部沿脊柱方向上下推拉；胸胁部沿肋骨走向左右平行推拉；肩、腹部采用转罐法或在应拔部位旋转移动的方法；四肢部沿长轴方向来回推拉等。

闪罐法

闪罐法是临床常用的一种拔罐手法，一般多用于皮肤不太平整、容易掉罐的部位。具体操作方法是用镊子或止血钳夹住蘸有适量95%乙醇溶液的棉球，点燃后送入罐底，立即抽出，将罐叩于应拔部位，然后将罐立即起下，按

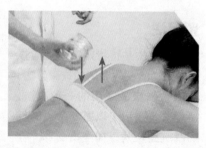

上法再次叩于应拔部位，如此反复拔、起多次至皮肤潮红为止。通过反复的拔、起，使皮肤反复地紧、松，反复地充血、不充血、再充血，形成物理刺激，可改善局部血液循环。使用闪罐法时要注意避免罐口反复加热烫伤皮肤。

转罐法

转罐法是先用闪火法将罐吸于皮肤上，然后手握罐体来回转动的方法。操作时手法宜轻柔，转罐宜平稳，防止掉罐。转动的幅度要适中，幅度过大患者不能耐受，过小无法达到刺激量。注意罐口应光滑，避免转动时划伤皮肤。

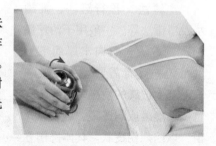

响罐法

响罐法是指在罐具吸定后，稍加推拉或旋转随即用力将罐具拔下，发出"啪"的响声的一种拔罐方法。如此反复吸拔，以皮肤潮红或呈紫红色为度。此法与闪罐法功效相同，通常用小口径罐具在局部面积较小的部位施术。

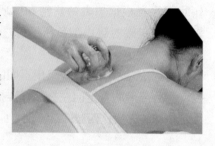

经穴艾灸——常用的2种艾灸方法

现代人越来越注重保健、养生，乐于学习防病知识、了解未病先防之法。然而，在保健养生的过程中，药物和针法对一些病变部位或穴位作用有限，那么人们就要寻求其他方法。古人就给我们留下了一种有效的方法，那就是艾灸。艾灸疗效可以补充其他方法的局限，而且与现代的养生理念非常契合。

艾炷灸

艾炷灸就是将艾炷直接或间接置于穴位上施灸的方法。那么，艾炷又是什么呢？其实，艾炷就是用艾绒做成的大小不等的圆锥状艾团。其制作方法也很简单：先将艾绒置于手心，用拇指搓紧，再放到平面桌上，以拇指、食指、中指捻转成上尖下圆底平的圆锥状。麦粒大者为小炷，黄豆大者为中炷，蚕豆大者为大炷。在施灸时，每燃完一个艾炷，叫作一壮。施灸时的壮数多少、艾炷大小，可根据疾病的性质、病情的轻重、体质的强弱而定。根据不同的操作方式，艾炷灸可分为直接灸和间接灸两大类。

直接灸 即把艾炷直接置于皮肤上施灸，多用中、小艾炷。可在施灸穴位处涂少许石蜡油或其他油剂，使艾炷易于固定，然后将艾炷直接置于穴位上，用火点燃尖端。当患者有灼热感时，更换新艾炷施灸。

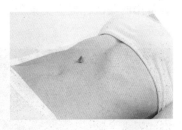

间接灸 即在艾炷与皮肤之间放一衬垫物而施灸。间接灸根据其衬垫物的不同，分为隔盐灸、隔蒜灸、隔姜灸等。

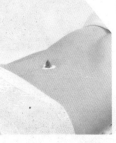

隔盐灸

用于脐窝部（神阙穴）施灸。操作时用食盐填平脐孔，再放上薄姜片和艾炷施灸。若患者脐部凸起，可用水调面粉，搓成条状围在脐周，再将食盐放入面圈内隔姜施灸。

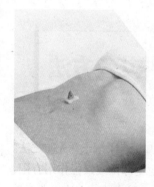

隔姜灸

取厚 0.4 ~ 0.6 厘米的生姜一片，在中心处用针穿刺数孔，上置艾炷放在穴位上施灸。如果患者感觉灼热不可忍受，可用镊子将姜片向上提起，衬一些纸片或干棉花，放下再灸，或用镊子将姜片提举稍离皮肤，灼热感缓解后重新放下再灸，直到局部皮肤潮红为止。此法简便，一般不会引起烫伤，对虚寒病证，如泄泻、痛经、关节疼痛等，均有疗效。

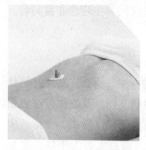

隔蒜灸

取厚 0.3 ~ 0.5 厘米的蒜片一片，用细针于中间穿刺数孔，放于穴位或患处，上置艾炷点燃施灸。每灸 4 ~ 5 壮更换蒜片，每穴 1 次灸足 7 壮。本法适用于治疗痈、疽、疮、疖等病证。

艾条灸

将艾条点燃后在穴位或病变部位进行熏灸的方法。艾条灸是目前人们最常用的灸法，根据艾条灸的操作方法，常用灸法分温和灸、雀啄灸和回旋灸三种。

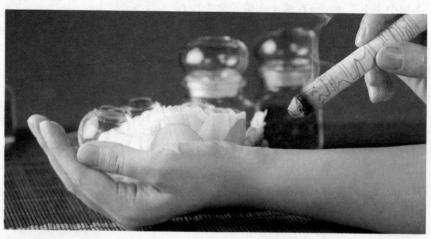

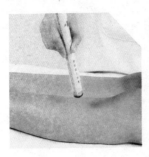

温和灸

　　施灸者手持点燃的艾条，对准施灸部位，在距皮肤3厘米左右的高度进行固定熏灸，使施灸部位温热而不灼痛，在距离上要由远渐近，以患者自觉能够承受为度。

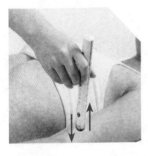

雀啄灸

　　施灸者手持点燃的艾条，在施灸穴位皮肤的上方约3厘米处，如鸟雀啄食一样做一上一下的活动熏灸，不固定于一定的高度，一般每处熏灸3～5分钟。本法多用于昏厥急救及小儿疾病，作用上偏于泻法。注意向下活动时，不可使艾条触及皮肤，而且要及时掸除烧完的灰烬。此外还应注意艾条移动速度不要过快或过慢，过快达不到目的，过慢则易造成局部灼伤及刺激不均，影响疗效。

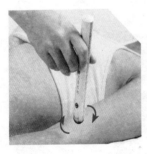

回旋灸

　　施灸者手持燃着的艾条，在施灸部位的上方约3厘米高度，根据病变部位的形状做速度适宜的左右往复移动或反复旋转熏灸，使局部3厘米范围内的皮肤温热而不灼痛。

中府云门天府臂，

侠白尺泽肘纹抓。

孔最列缺经渠腕，

太渊鱼际少商斜。

云门
中府
天府
侠白
尺泽
孔最
经渠
列缺
鱼际
太渊
少商

第二章

手太阴肺经

——养肺气，泻肺热，止咳喘

● 手太阴肺经起于中焦，向下联络大肠，回过来沿着胃上口穿过膈肌，入属肺，从肺系横行出于胸壁外上方，出腋下，沿上肢内侧前缘下行，过肘窝入寸口上鱼际，直出拇指桡侧端少商穴。其分支从前臂列缺穴处分出，沿掌背侧走向食指桡侧端，经气于商阳穴与手阳明大肠经相接。

与肺经相关的病症

肺经经脉循行与肺脏相连，并向下与大肠相联络，所以，肺与大肠是相表里的脏腑。肺经和肺、喉咙、大肠等器官联系密切，当肺经受到侵袭发生病变不通畅时，肺经经过部位会有肿痛、麻木、发冷、酸胀等异常感觉；人体会有咳嗽、气喘、鼻塞、流涕、胸胁胀痛等症状。

针对肺经的保养

可运用子午流注法，按时循经取穴法，在每天寅时（3∶00—5∶00）对手太阴肺经取穴。此时正是睡眠时间，保证充足睡眠即可保养肺经。一般肺有病变的人经常会在肺经运行时段醒来，这是气血不足的表现。平时可以用手掌拍打该经循行部位，力度稍轻，每次轻轻拍打1~3分钟即可。

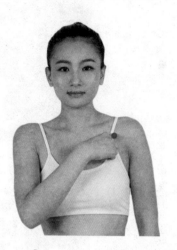

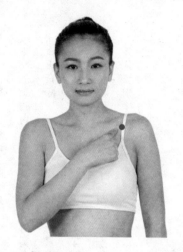

中府 |清肺热|

取穴定位 位于胸前壁的外上方，云门下1寸，平第一肋间隙，距前正中线6寸。

【功能主治】

有清泻肺热、止咳平喘的作用。主治咳嗽、气喘、肺炎、鼻炎、胸痛、胸中热、肩背痛等病症。

经穴疗法

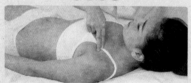

按摩 合并食指、中指，两指揉按中府100次，每天坚持，能够预防肺炎、胸痛、气喘等。

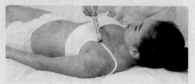

艾灸 用艾条温和灸中府5～10分钟，长期坚持，可改善气虚、中气不足等。

云门 |清肺理气|

取穴定位 位于胸外侧部，肩胛骨喙突内缘，锁骨下窝凹陷处，前正中线旁开6寸。

【功能主治】

有清肺理气的作用。主治肺部疾病、气喘、心痛、胸闷、肩背痛等病症。

经穴疗法

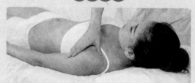

按摩 用拇指按揉云门100～200次，可缓解肺部疾病。

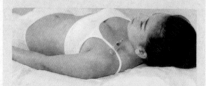

拔罐 用拔罐器将气罐扣在云门上，留罐5～10分钟，隔天1次，可缓解胸闷、胸痛。

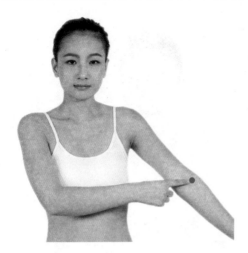

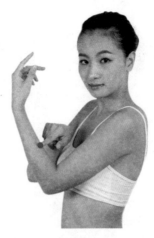

尺泽 |清肺平喘|

取穴定位 位于肘横纹中，肱二头肌腱桡侧凹陷处。

【功能主治】

有清肺平喘的作用。主治气管炎、咳嗽、气喘、咯血、干呕、小儿惊风、肘臂痛等病症。

经穴疗法

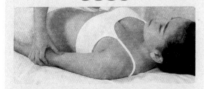

按摩 用拇指弹拨尺泽100～200次，能缓解气管炎、咳嗽、咯血、肘臂疼痛等。

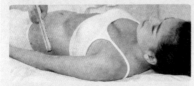

艾灸 用艾条温和灸尺泽5～10分钟，每天1次，可缓解肘痛、上肢痹痛等。

孔最 |清热止血|

取穴定位 位于前臂掌面桡侧，尺泽与太渊连线上，腕掌侧远端横纹上7寸。

【功能主治】

有清热止血、润肺理气的作用。主治肺部疾病、前臂酸痛、咽痛、热病无汗等病症。

经穴疗法

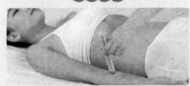

艾灸 用艾条温和灸孔最5～10分钟，每天1次，可缓解前臂疼痛。

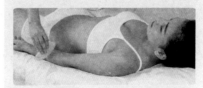

刮痧 用面刮法从上向下刮拭孔最3～5分钟，隔天1次，可改善发热无汗、咽痛。

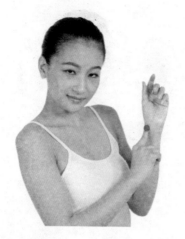
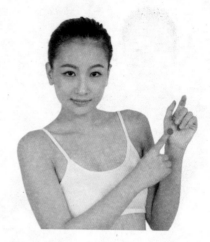

太渊 |止咳化痰|

取穴定位 位于桡骨茎突与舟状骨之间，拇长展肌腱尺侧凹陷处。

【功能主治】

有止咳化痰、通调血脉的作用。主治咳嗽、咯血、咽喉肿痛、手腕冷痛麻木等病症。

经穴疗法

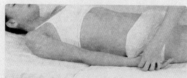

按摩 用拇指按压太渊片刻再松开，反复5～10次，可改善手腕冷痛麻木。

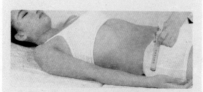

艾灸 用艾条温和灸太渊5～10分钟，每天1次，可缓解咳嗽、咯血。

鱼际 |泻热利咽|

取穴定位 位于第一掌骨桡侧中点，赤白肉际处。

【功能主治】

有泻热利咽的作用。主治咳嗽、咽痛、咯血、身热等病症。

经穴疗法

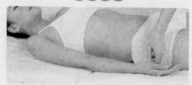

按摩 用拇指指尖用力掐揉鱼际10～15次，可缓解咳嗽、咽痛、身热。

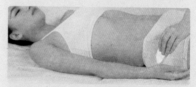

刮痧 用刮痧板角部施以旋转回环的连续动作刮拭鱼际，隔天1次，可缓解咳嗽。

少商 |清肺止痛、解表退热|

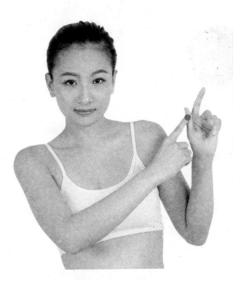

取穴定位 位于拇指末节桡侧，距指甲角侧上方0.1寸。

【穴位释疑】
少，幼小，微小之意。商，五音。少商是商的高音。言为金气所止或为金气初生之处。

【功能主治】
有清肺止痛、解表退热的作用。主治咳嗽、咯血、咽痛、身热、中暑、中风昏迷、神志恍惚等病症。

【配伍治病】
少商配商阳、中府，可有效治疗发热。

经穴疗法

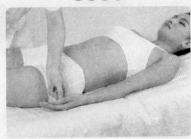

按摩 用拇指指尖用力掐揉少商100～200次，可改善中暑、中风昏迷。

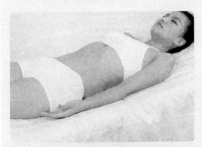

艾灸 在少商上涂抹少许凡士林，用打火机将艾炷点燃，直接灸少商，每天1次，可改善神志恍惚、言语错乱。

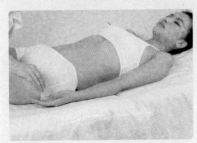

刮痧 用刮痧板角部从上向下刮拭少商3～5分钟，隔天1次，可治疗咳嗽、咯血、咽痛、身热等。

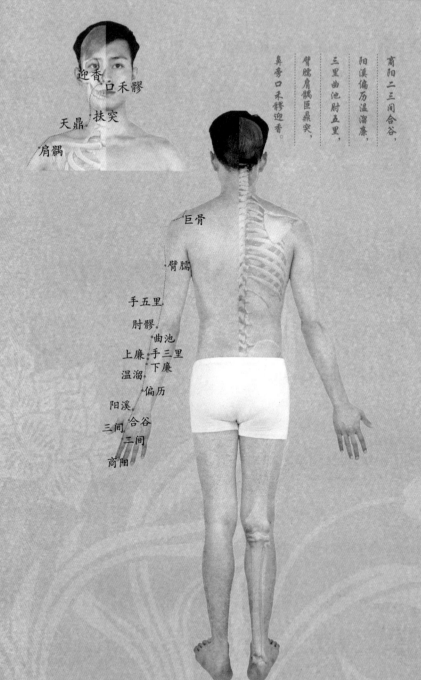

商阳二三间合谷，

阳溪偏历温溜廉，

三里曲池肘五里，

臂臑肩髃巨鼎突，

鼻旁口禾髎迎香。

迎香
口禾髎
扶突
天鼎
肩髃

巨骨

臂臑

手五里
肘髎
曲池
上廉　手三里
温溜　下廉
偏历
阳溪
三间　合谷
二间
商阳

第三章

手阳明大肠经

——泻肺热，排肠毒

●手阳明大肠经起于食指桡侧端（商阳穴），经过手背行于前臂前方，至肘部外侧，再沿上臂外侧前缘上肩，至肩关节前缘，向后与督脉在大椎穴处相会，再向前下行入锁骨上窝（缺盆穴），进入胸腔络肺，通过膈肌下行，入属大肠。其分支从锁骨上窝上行，经颈部至面颊，入下齿中，回出挟口两旁，左右交叉于水沟穴，至对侧鼻翼旁，经气于迎香穴处与足阳明胃经相接。

与大肠经相关病症

大肠经经脉循行在食指，与肺经衔接，其循行过程中与之相联系的器官有口、下齿、鼻，在鼻旁与足阳明胃经相接。大肠经受到侵袭发生病变不畅通时，会导致食指、手背、上肢及后肩等循行部位有疼痛、酸胀、麻木等不舒服的感觉；人体可出现肠鸣、腹痛、便秘、大便失禁、脱肛等病症。

针对大肠经的保养

可运用子午流注法，按时循经取穴法，在每天卯时（5：00—7：00）对手阳明大肠经取穴，通常，此时为清晨起床时间，可以先喝杯温水，排便后对大肠经进行按摩。日常生活中可采用刮痧、敲打、按摩等方法对大肠经循行路线进行刺激，以清除毒素，预防暗疮、便秘等，如每天拍打1次，每次以12分钟为宜，可双手交替进行。

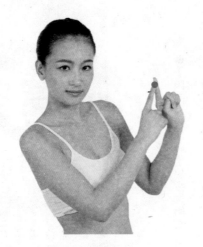
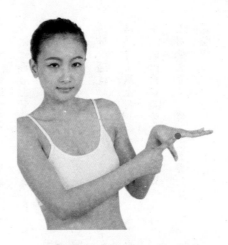

商阳 |清热消肿|

取穴定位 位于手食指末节桡侧，距指甲角0.1寸。

【功能主治】

有清热消肿、苏厥开窍的作用。主治咽喉肿痛、牙痛、耳鸣、耳聋、热病无汗、神昏等。

经穴疗法

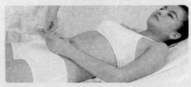

按摩 用拇指指尖用力掐按商阳3～5分钟，每天坚持，能够改善咽喉肿痛。

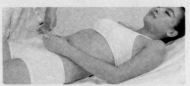

艾灸 用艾条温和灸商阳5～10分钟，每天1次，可改善牙痛、耳聋等。

二间 |解表利咽|

取穴定位 位于第二掌指关节桡侧远端赤白肉际处。

【功能主治】

有解表、利咽、清热的作用。主治咽喉及眼部疾病、热病。

经穴疗法

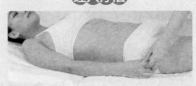

按摩 用拇指按揉二间100～200次，每天坚持，能够防治咽喉及眼部疾病。

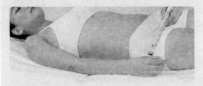

艾灸 用艾条温和灸二间5～10分钟，每天1次，可改善咽喉肿痛、热病。

合谷 |镇静止痛、通经活经|

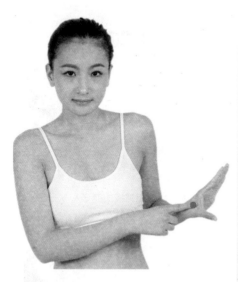

经穴疗法

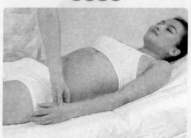

按摩 用拇指指尖用力掐揉合谷100～200次，每天坚持，可缓解急性腹痛、头痛。

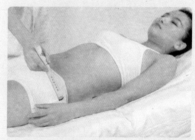

艾灸 用艾条温和灸合谷5～10分钟，每天1次，可缓解头面部病症，如头痛、目赤肿痛、牙痛等。

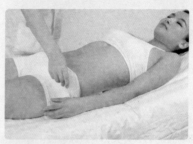

刮痧 用角刮法从上而下刮拭合谷，力度微重，以出痧为度。每天1次，可改善头痛。

取穴定位 位于第二掌骨桡侧的中点处。

【穴位释疑】
合，开合、结合。谷，山洼无水之地，肌肉结合处。合谷，山名，开则如谷合则如山。

【功能主治】
有镇静止痛、通经活经的作用。主治头痛、目赤肿痛、牙痛、耳聋、中风失语。

【配伍治病】
合谷配颊车、迎香，有通经活络、止痛的作用，主治牙痛、面痛、面瘫。
合谷配太冲，有平肝息风作用，主治头痛。

29

曲池 |清热和营、降逆活络|

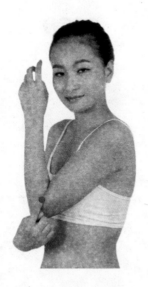

取穴定位 位于肘横纹外侧端，尺泽与肱骨外上髁连线中点。

【穴位释疑】
曲，弯曲。池，水之停聚处。曲池，地名。穴在肘臂屈曲时肘横纹端凹陷如池之处也。

【功能主治】
有清热和营、降逆活络的作用。主治咽喉肿痛、湿疹、热病、肩臂肘疼痛。

【配伍治病】
曲池配合谷、外关，有疏风解表、清热止痛的作用，主治感冒发热、咽喉炎、扁桃体炎、目赤肿痛。

经穴疗法

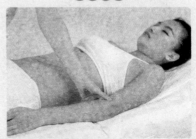

按摩 用拇指弹拨曲池3～5分钟，可缓解肩臂肘疼痛。

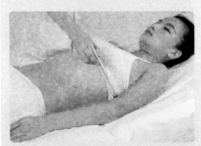

艾灸 用艾条温和灸曲池5～10分钟，每天1次，可改善肘痛、上肢痹痛。

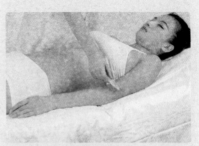

刮痧 用面刮法从上向下刮拭曲池3～5分钟，隔天1次，可治疗咽喉肿痛、手臂肿痛等。

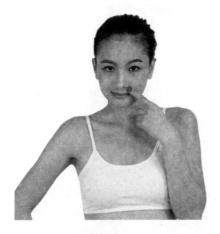

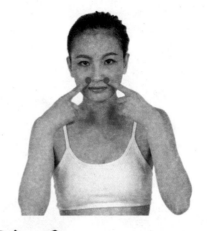

口禾髎 | 祛风开窍 |

取穴定位 位于上唇部，鼻孔外缘直下，平水沟穴。

【功能主治】

有祛风开窍的作用。主治鼻炎、鼻塞等鼻部疾病。

迎香 | 祛风通窍 |

取穴定位 位于鼻翼外缘中点旁，鼻唇沟中。

【功能主治】

有祛风通窍的作用。主治鼻渊、鼻塞流涕、口眼㖞斜等。

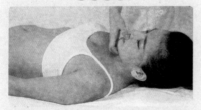

经穴疗法

按摩 用拇指按揉口禾髎100～200次，可改善鼻部疾病。

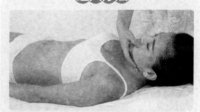

经穴疗法

按摩 用拇指按揉迎香100～200次，每天坚持，可改善鼻部疾病。

【配伍治病】

口禾髎配兑端、劳宫，有活血止血的作用，主治鼻衄。

口禾髎配地仓、颊车、四白、阳白，有祛风活络的作用，主治口㖞、口噤不开、鼻塞。

【配伍治病】

迎香配印堂、合谷，有宣肺气、通鼻窍的作用，主治急、慢性鼻炎。

迎香配四白、地仓、阳白，有祛风、活血、通络的作用，主治面神经瘫痪、面肌痉挛。

承泣四白沟巨髎，
仓迎车下关维毫。
人迎水突含盆户，
库房屋翳膺窗高。
乳中根部客承满，
梁关太乙滑肉逃。
天枢外陵大水道，
归来气冲髀关涛。
伏兔阴梁接鼻找，
三里双虚条口号。
丰隆解溪冲阳顶，
陷谷内庭厉兑刀。

头维
承泣
白髎
四白
巨髎
地仓
下关
颊车
大迎
人迎
水突
气舍
缺盆
气户
库房
屋翳
膺窗
乳中
乳根
不容
承满
梁门
关门
太乙
天枢
大巨
滑肉门
外陵
水道
归来
气冲
髀关
伏兔
阴市
梁丘
犊鼻
足三里
上巨虚
丰隆
条口
下巨虚
解溪
冲阳
陷谷
内庭
厉兑

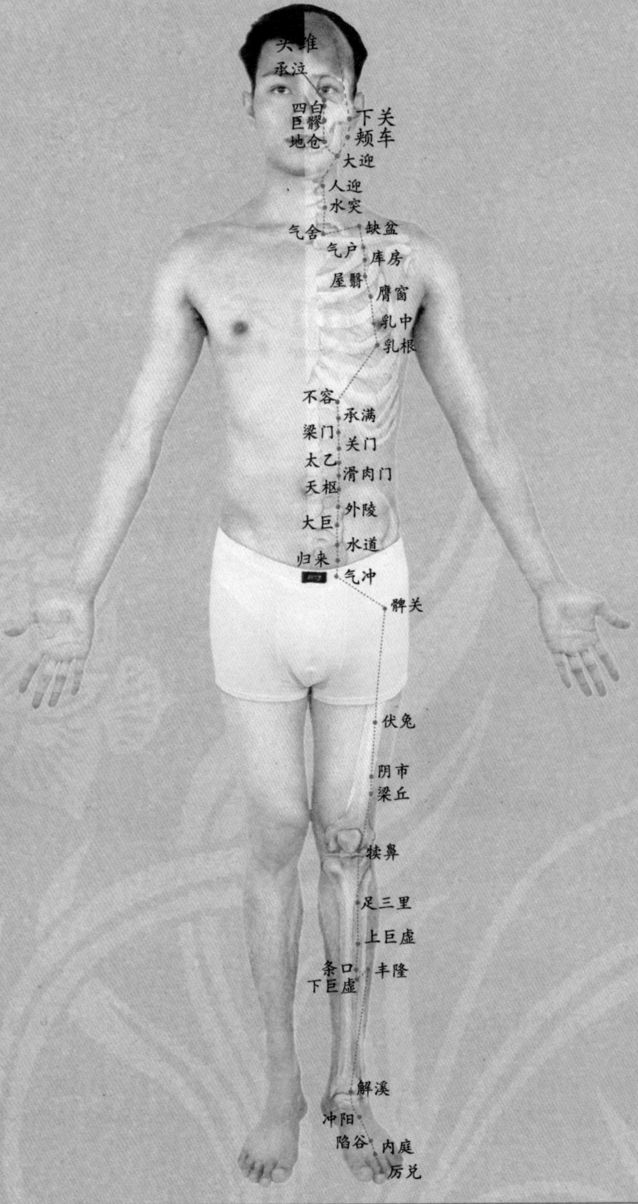

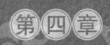

第四章

足阳明胃经

——调肠胃，养后天

● 足阳明胃经起于鼻翼旁的迎香穴，从头走足，行于面前部，至胸部，行于任脉旁4寸，走腹部行于脐旁2寸，经下肢外侧前沿，止于足次趾的外侧甲角旁的厉兑穴，在此跟足太阴脾经交会。

与胃经相关的病症

胃经经脉循行在鼻旁与大肠经衔接，其循行过程中与之相联系的器官有鼻、目、上齿、口唇、喉咙和乳房，在足大趾与脾经相接。当胃经受到侵袭发生病变时，经络不畅通，会有出汗、脖子肿、咽喉肿痛、牙痛、口角㖞斜、流鼻涕、发热等症状出现。胃经功能下降，影响到脏腑时，会出现胃痛、胃胀、反胃、腹鸣、腹胀、呕吐、消化不良，严重时则会食欲缺乏、胃口全无。

针对胃经的保养

可运用子午流注法，按时循经取穴法，在每天辰时（7：00—9：00）在足阳明胃经取穴。此时正是早餐时间，应食用温和养胃的食品，减少食用过于燥热的食品。日常生活中，采用按摩、刮痧、艾灸等方法对胃经循行路线进行刺激，可以疏通经络、调理气血，缓解身体不适。饭后1小时循胃经按摩可以调节人体的肠胃功能。

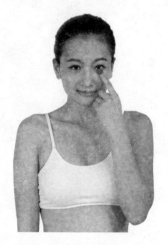

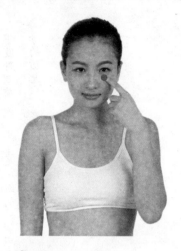

承泣 |散风清热|

取穴定位 位于面部，瞳孔直下，眼球与眶下缘之间。

【功能主治】

有散风清热、明目止泪的作用。主治眼部疾病。

四白 |祛风明目|

取穴定位 位于面部，瞳孔直下，眶下孔凹陷处。

【功能主治】

有祛风明目、通经活络的作用。主治眼部疾病。

经穴疗法

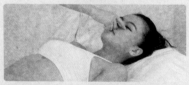

按摩 用食指指尖揉按承泣100次，每天坚持，可防治眼部疾病。

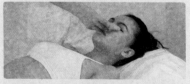

刮痧 用角刮法由内向外刮拭承泣，以局部皮肤发红为度，隔天1次，可清热。

经穴疗法

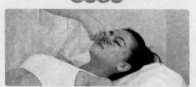

按摩 用食指指腹揉按四白60～100次，每天坚持按摩，能防治眼部疾病。

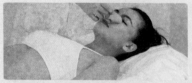

刮痧 用角刮法由内向外刮拭四白，可不出痧，有通络明目的功效。

大迎 |祛风通络、消肿止痛|

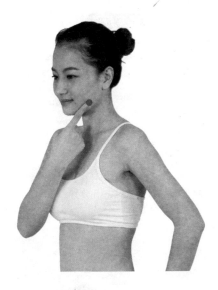

取穴定位 位于下颌角前方，咬肌附着部的前缘凹陷中，面动脉搏动处。

【功能主治】
有祛风通络、消肿止痛的作用。主治面瘫、牙痛、面肌痉挛、三叉神经痛。

经穴疗法

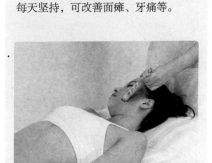

按摩 用拇指指腹揉按大迎3分钟，每天坚持，可改善面瘫、牙痛等。

艾灸 用艾条温和灸大迎10～15分钟，每天1次，可治疗面肌痉挛等疾病。

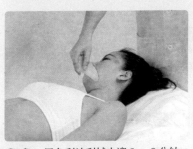

刮痧 用角刮法刮拭大迎2～3分钟，隔天1次，可治疗面肌痉挛、三叉神经痛等。

下关 |消肿止痛、聪耳通络|

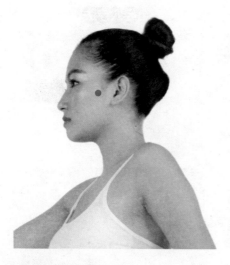

经穴疗法

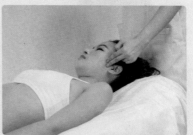

按摩 将食指、中指并拢，用两指指腹每天揉按下关 3～5 分钟，可治疗颞颌关节炎等。

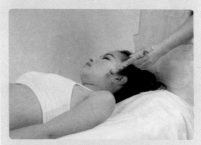

艾灸 用艾条温和灸下关 10 分钟，每天 1 次，有祛火聪耳的功效，可治疗耳聋、耳鸣。

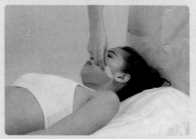

刮痧 用角刮法由上向下轻柔刮拭下关 3 分钟，每天 1 次，有清热止痛的功效，可治疗由阳明热邪上扰所致的牙痛。

取穴定位 位于面部耳前方，颧弓下缘中央与下颌切迹所形成的凹陷中。

【穴位释疑】
下，上之对。关，机关，关节。穴在下颌关节颧弓下方，与上关互相对峙。

【功能主治】
有消肿止痛、聪耳通络的作用。主治耳鸣、耳聋、颞颌关节炎、口眼㖞斜、牙痛。

【配伍治病】
下关配听宫、翳风、合谷，有泻热通络、镇痛的作用，主治颞颌关节炎。

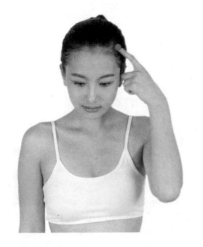

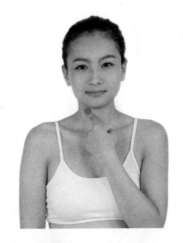

头维 |舒筋活络|

取穴定位 位于头侧部，当额角发际直上0.5寸，头正中线旁开4.5寸。

【功能主治】

有舒筋活络的作用。主治前额神经痛、偏头痛、流泪、目视不明。

人迎 |利咽散结|

取穴定位 位于颈部结喉旁，胸锁乳突肌前缘，颈总动脉搏动处。

【功能主治】

有利咽散结、理气降逆的作用。主治咽喉肿痛、气喘、瘰疬、瘿气。

经穴疗法

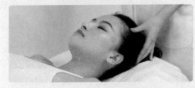

按摩 用拇指指腹按摩头维3～5分钟，每天1次，可缓解头痛等。

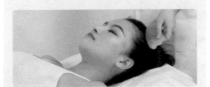

刮痧 用面刮法由前向后刮拭头维2～3分钟，以出痧为度，可治疗偏头痛。

经穴疗法

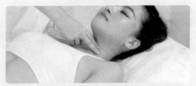

按摩 将食指、中指并拢，两指指腹揉按人迎100～200次，对气喘有改善作用。

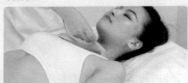

刮痧 用角刮法由上向下轻柔刮拭人迎2～3分钟，隔天1次，可治疗瘰疬等。

关门 |调理肠胃、利水消肿|

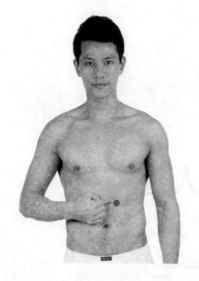

取穴定位 位于上腹部，脐中上3寸，距前正中线2寸。

【穴位释疑】

关，指关藏，关闭。门，出入通达之处。指其为纳谷与收藏水谷之门户。

【功能主治】

有调理肠胃、利水消肿的作用。主治胃痛、胃炎、便秘、遗尿、水肿、肠鸣、呕吐。

【配伍治病】

关门配中脘、足三里、下巨虚、关元，有健脾行气的作用，主治腹胀腹痛、消化不良。

经穴疗法

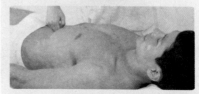

按摩 用手指关节叩击关门2～3分钟，长期叩击按摩，可改善胃痛、便秘等。

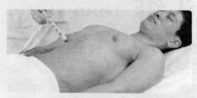

艾灸 用艾条温和灸关门10分钟，每天1次，可治疗胃炎、胃痛等。

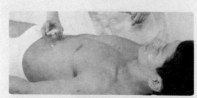

拔罐 用闪罐法吸拔关门，至潮红发热为度，隔天1次，可治疗遗尿、水肿等。

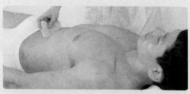

刮痧 用面刮法刮拭关门，以出痧为度，隔天1次，可治疗肠鸣、呕吐等。

滑肉门 |健脾化湿、清心开窍|

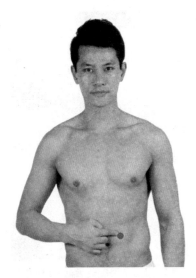

取穴定位 位于上腹部，脐中上1寸，距前正中线2寸。

【穴位释疑】

滑，光滑，滑利，滑动。肉，肌肉。门，通往与指向之意。意为通向腹腔滑肉之处。

【功能主治】

有健脾化湿、清心开窍的作用。主治胃痛、胃不适、肠鸣、恶心、呕吐、癫痫。

【配伍治病】

滑肉门配中脘、足三里，有和胃止痛的作用，主治胃痛。

经穴疗法

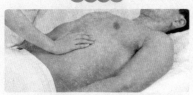

按摩 用手掌根部从下往上推按滑肉门2~3分钟，长期推按，可改善胃痛、胃不适等。

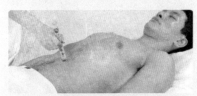

艾灸 用艾条悬灸法灸治滑肉门5~10分钟，每天1次，可缓解恶心、呕吐等。

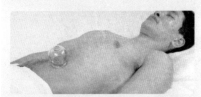

拔罐 用火罐吸拔滑肉门，留罐10分钟，至潮红发热为度，隔天1次，可治疗癫痫等。

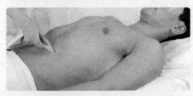

刮痧 用面刮法刮拭滑肉门，以出痧为度，隔天1次，可治疗肠鸣、呕吐等。

天枢 |和中健脾、理气和胃|

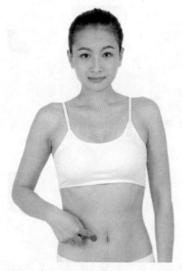

取穴定位 位于腹中部，横平脐中，前正中线旁开2寸。

【穴位释疑】
天，天地，此指人之上下半身而言。枢，枢机，枢纽。喻穴居人身上下枢要之处也。

【功能主治】
有和中健脾、理气和胃的作用。主治便秘、消化不良、肠鸣、腹胀、腹泻、痢疾。

【配伍治病】
天枢配上巨虚，有解毒、清热、化湿的作用，主治急性细菌性痢疾。

经穴疗法

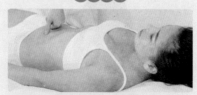

按摩 用拇指指腹按揉天枢1～3分钟，长期按摩，可改善便秘、消化不良等。

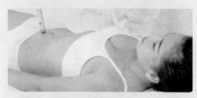

艾灸 用艾条回旋灸天枢10分钟，每天1次，可治疗腹痛、腹胀等。

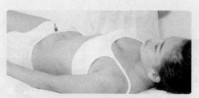

拔罐 用拔罐器将气罐拔在天枢上，留罐10分钟，隔天1次，可治疗腹泻、痢疾等。

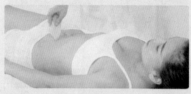

刮痧 用角刮法刮拭天枢，以出痧为度，隔天1次，可治疗肠鸣、腹泻等。

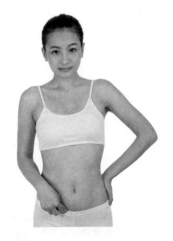
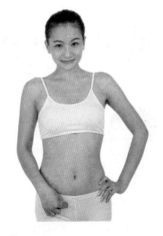

水道 |调经止痛|

取穴定位 位于下腹部，脐中下3寸，距前正中线2寸。

【功能主治】

有调经止痛、利水消肿的作用。主治小便不利、痛经、小腹胀满不适。

经穴疗法

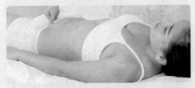

按摩 用拇指指腹点按水道1～3分钟，长期按摩，可改善痛经等。

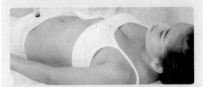

艾灸 用艾条温和灸水道10分钟，每天1次，可治疗小腹胀满等。

归来 |活血化瘀|

取穴定位 位于下腹部，脐中下4寸，距前正中线2寸。

【功能主治】

有调经止带、活血化瘀的作用。主治疝气、月经不调、腹痛。

经穴疗法

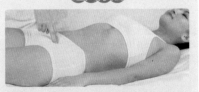

按摩 用食指、中指指腹按揉归来3～5分钟，可治月经不调等。

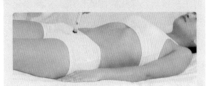

艾灸 用艾条雀啄灸归来5～10分钟，每天1次，可改善腹痛等。

足三里 | 生发胃气、燥化脾湿 |

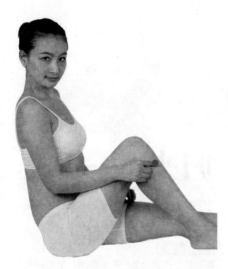

取穴定位 位于小腿前外侧，犊鼻下3寸，距胫骨前缘外一横指（中指）。

【穴位释疑】

足，指下肢，相对于手而言。三里，指长度及人身上中下三部之里。

【功能主治】

有生发胃气、燥化脾湿的作用。主治消化不良、呕吐、腹胀、腹痛、肠鸣、中风、下肢不遂。

【配伍治病】

足三里配曲池、丰隆、三阴交，有健脾化痰的作用，主治消化不良、呕吐、胃痛、腹胀等病症。

经穴疗法

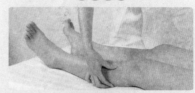

按摩 用拇指指腹推按足三里1～3分钟，长期按摩，可改善消化不良、下肢不遂等。

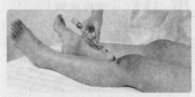

艾灸 用艾条温和灸足三里5～10分钟，每天1次，可治疗腹胀、腹痛、下肢不遂等。

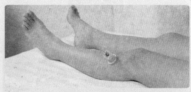

拔罐 用拔罐器将气罐拔在足三里上，留罐10～15分钟，隔天1次，可治疗中风等。

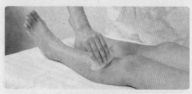

刮痧 用面刮法刮拭足三里，至潮红发热即可，隔天1次，可治疗呕吐、消化不良等。

上巨虚 |调和肠胃、通经活络|

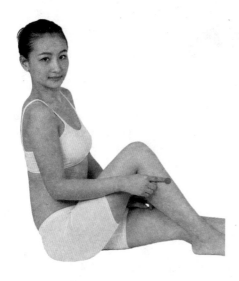

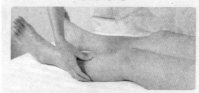

经穴疗法

按摩 用拇指指腹推按上巨虚1～3分钟，长期按摩，可改善便秘、膝胫酸痛等。

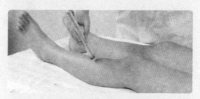

艾灸 用艾条雀啄灸上巨虚5～10分钟，每天1次，可治疗慢性阑尾炎、胃肠炎等。

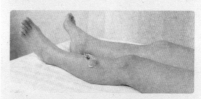

拔罐 用拔罐器将气罐拔在上巨虚上，留罐5～10分钟，隔天1次，可治疗腹泻、便秘等。

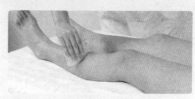

刮痧 用面刮法从上往下刮拭上巨虚，至潮红发热即可，隔天1次，可治疗腹痛、腹泻等。

取穴定位 位于小腿前外侧，犊鼻下6寸，距胫骨前缘一横指（中指）。

【穴位释疑】
上，相对下而言。巨，巨大。虚，空虚。巨虚，马名，指穴在胫骨外缘之巨大空软处。

【功能主治】
有调和肠胃、通经活络的作用。主治腹痛、腹泻、便秘、肠痛、阑尾炎、胃肠炎、膝胫酸痛。

【配伍治病】
上巨虚配足三里、脾俞、胃俞、天枢、气海，可治胃腹胀痛等。
上巨虚配关元，可治急性肠胃炎。

二十一穴脾中州，
隐白在足大趾头。
大都太白公孙盛，
商丘直上三阴交。
漏谷地机阴陵泉，
血海箕门冲门前。
府舍腹结大横上，
腹哀食窦天溪候。
胸乡周荣大包上，
从足经腹向胸走。

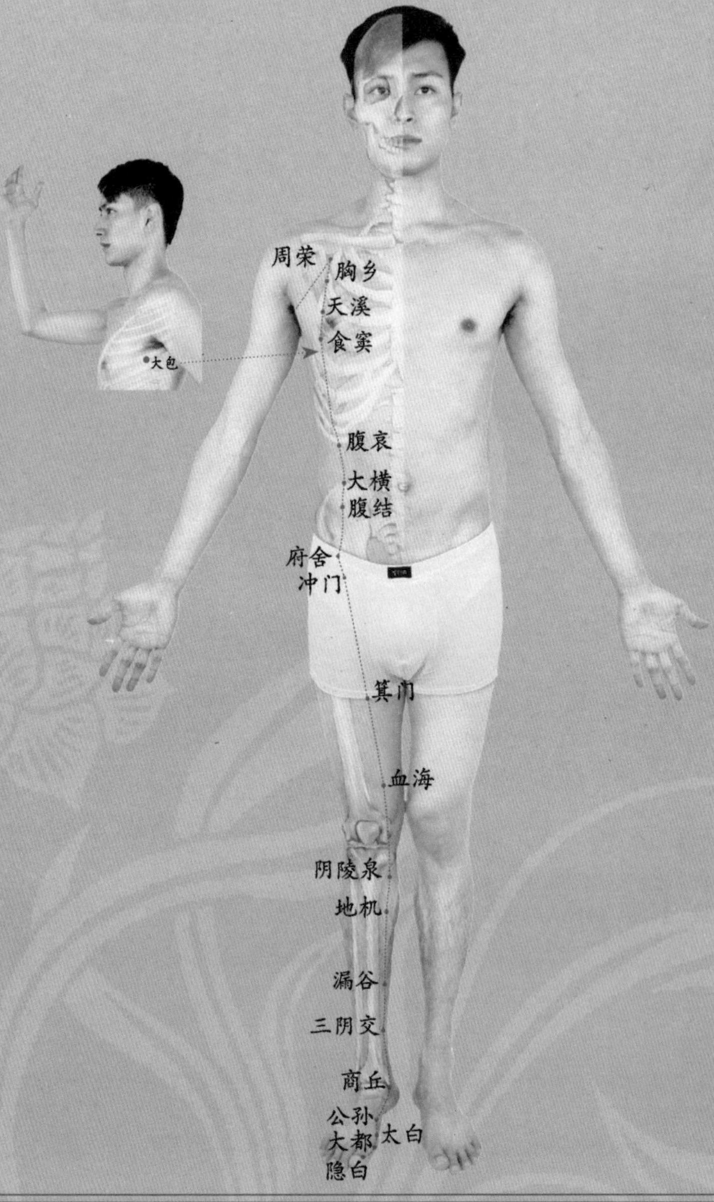

周荣
胸乡
天溪
食窦

大包

腹哀
大横
腹结

府舍
冲门

箕门

血海

阴陵泉
地机

漏谷
阴交
三

商丘
公孙 太白
大都
隐白

第五章

足太阴脾经

——健脾胃，调肠道，调经血

● 足太阴脾经起于足大趾内侧端隐白穴，沿内侧赤白肉际上行，过内踝的前缘，沿小腿内侧正中线上行，在内踝上8寸处，交出足厥阴肝经之前，上行沿大腿内侧前缘，进入腹部，属脾，络胃。向上穿过膈肌，沿食管两旁，连舌本，散舌下。其分支从胃别出，上行通过膈肌，注入心中，经气于此与手少阴心经相接。

与脾经相关的病症

脾经经脉循行在足大趾与胃经相衔接，其循行过程中与之相联系的器官有咽、舌，在胸部与心经相接。当脾经受到侵袭发生病变时，经络会不畅通，下肢经络路线上会出现冷、酸、胀、麻、疼痛等不适感，全身会出现疼痛、胃痛、腹胀、心胸烦闷、心窝痛、便溏等症状，严重时肌肉松软、消瘦萎缩。

针对脾经的保养

可运用子午流注法，按时循经取穴法，在每天巳时（9:00—11:00）对足太阴脾经取穴，此时拍打刺激脾经就可对脾脏进行保养。切记不要食用燥热及辛辣刺激性食物，以免伤胃败脾。日常生活中，采用按摩、刮痧、艾灸等方法对脾经循行路线进行刺激，有助于强化脾功能。

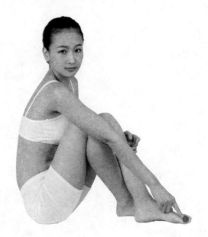

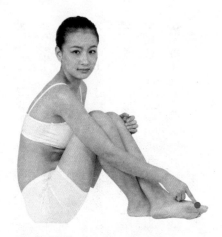

隐白 | 调经统血 |

取穴定位 位于足大趾末节内侧，距趾甲角0.1寸。

【功能主治】

有调经统血、健脾回阳的作用。主治呕吐、流涎、昏厥、下肢寒痹、昏厥。

经穴疗法

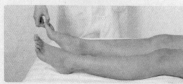

按摩 用拇指指尖用力掐按隐白100～200次，可改善流涎、昏厥。

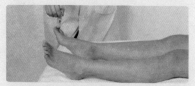

艾灸 用艾条温和灸隐白5～10分钟，每天1次，可治疗呕吐、下肢寒痹等。

大都 | 泻热止痛 |

取穴定位 位于足内侧缘，足大趾关节远端赤白肉际凹陷处。

【功能主治】

有健脾和中、泻热止痛的作用。主治泄泻、胃痛、呕吐、发热。

经穴疗法

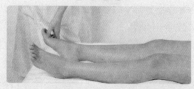

按摩 用拇指指尖用力掐揉大都100～200次，可改善呕吐、发热。

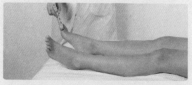

艾灸 用艾条温和灸大都5～10分钟，可治疗泄泻、胃痛等（孕产妇禁灸）。

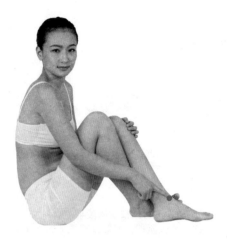
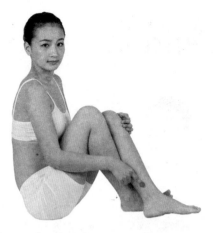

商丘 |健脾消食|

取穴定位 位于足内踝前下方，舟骨结节与内踝尖连线中点凹陷中。

【功能主治】

有健脾消食的作用。主治踝部疼痛、便秘、肠鸣、泄泻、腹胀。

三阴交 |利肝肾|

取穴定位 位于小腿内侧，足内踝尖上3寸，胫骨内侧缘后方。

【功能主治】

有健脾胃、利肝肾、调经带的作用。主治月经不调、腹痛、泄泻、水肿、下肢疼痛、疝气、痛经。

经穴疗法

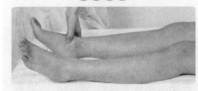

按摩 用拇指指尖用力掐揉商丘100～200次，每天坚持，可改善踝部疼痛。

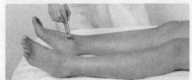

艾灸 用艾条温和灸商丘5～10分钟，每天1次，可治疗便秘、肠鸣、泄泻等。

经穴疗法

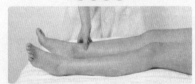

按摩 用拇指按揉三阴交100～200次，每天坚持，能够改善月经不调、腹痛、泄泻。

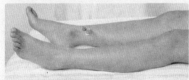

拔罐 用拔罐器将气罐扣在三阴交上，留罐5～10分钟，隔天1次，可改善下肢疼痛。

阴陵泉 |清脾理热、宣泄水液|

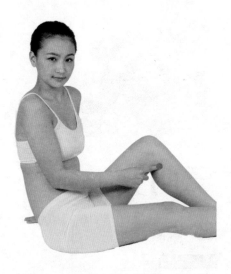

取穴定位 位于小腿内侧，胫骨内侧髁下缘与胫骨内侧缘之间的凹陷处。

【穴位释疑】
阴陵，人体内侧高起处。泉，水从窟穴而出。穴在膝部内侧高大隆起处之下方。

【功能主治】
有清脾理热、宣泄水液的作用。主治各种脾胃病、小便不利、痛经、水肿、膝痛。

【配伍治病】
阴陵泉配三阴交，有温中健脾的作用，主治腹寒。
阴陵泉配膀胱俞，可治小便不利。

经穴疗法

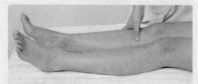

按摩 用拇指按揉阴陵泉100~200次，每天坚持，能够改善各种脾胃病症状。

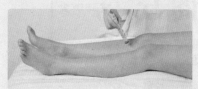

艾灸 用艾条温和灸阴陵泉5~10分钟，每天1次，可改善小便不利、痛经、水肿。

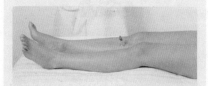

拔罐 用拔罐器将气罐扣在阴陵泉上，留罐5~10分钟，隔天1次，可缓解膝痛等。

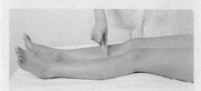

刮痧 用面刮法从上而下刮拭阴陵泉3~5分钟，力度微重，以出痧为度，可治疗痛经。

血海 |调经统血、健脾化湿|

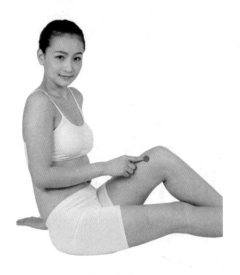

取穴
定位 位于大腿内侧，髌底内侧端上2寸，股四头肌内侧头的隆起处。

【穴位释疑】
血，指气血。海，百川皆归之处。血海者，方其可以统血摄血也。

【功能主治】
有调经统血、健脾化湿的作用。主治崩漏、痛经、湿疹、膝痛、月经不调。

【配伍治病】
血海配带脉，有调经统血的作用，主治月经不调。

经穴疗法

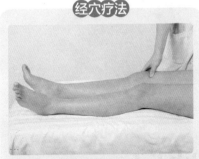

按摩 用拇指按揉血海100～200次，每天坚持，能够改善崩漏、痛经。

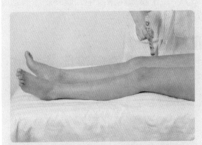

艾灸 用艾条温和灸血海5～10分钟，每天1次，可改善湿疹、膝痛等。

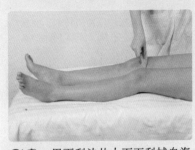

刮痧 用面刮法从上而下刮拭血海3～5分钟，力度微重，以出痧为度。每天1次，可治疗月经不调、痛经。

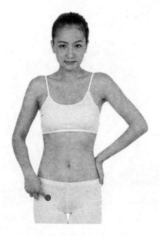
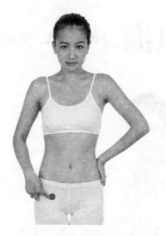

冲门 |理气解痉|

取穴定位 位于腹股沟斜纹中，髂外动脉搏动处的外侧。

【功能主治】
有健脾化湿、理气解痉的作用。主治腹满、疝气、痹痛、麻木。

府舍 |散结止痛|

取穴定位 位于下腹部，脐中下4.3寸，距前正中线4寸。

【功能主治】
有健脾理气、散结止痛的作用。主治腹股沟痛、腹胀、腹痛。

经穴疗法

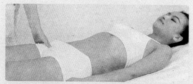

按摩 用拇指按压冲门片刻，突然松开，反复5～10次，缓解下肢痹痛。

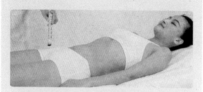

艾灸 用艾条温和灸冲门5～10分钟，每天1次，可改善腹满、疝气。

经穴疗法

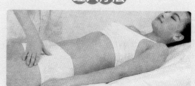

按摩 用拇指按揉府舍100～200次，每天坚持，可缓解腹股沟痛。

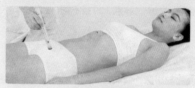

艾灸 用艾条温和灸府舍5～10分钟，每天1次，可改善腹胀、腹痛。

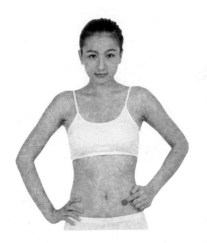

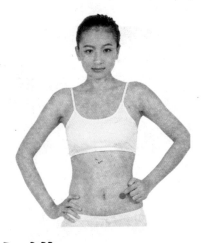

腹结 |健脾温中|

取穴定位 位于下腹部，脐中下1.3寸，距前正中线4寸。

【功能主治】

有健脾温中、宣通降逆的作用。主治绕脐疼痛、腹胀、泄泻。

经穴疗法

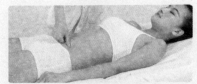

按摩 用拇指按揉腹结100～200次，每天坚持，能够缓解绕脐疼痛。

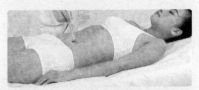

艾灸 用艾条温和灸腹结5～10分钟，每天1次，可改善腹胀、泄泻。

大横 |温中散寒|

取穴定位 位于腹中部，距脐中4寸。

【功能主治】

有温中散寒、调理肠胃的作用。主治腹痛、脾胃虚寒、便秘、泄泻。

经穴疗法

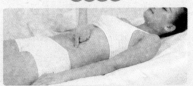

按摩 用拇指按揉大横100～200次，每天坚持，能够缓解腹痛。

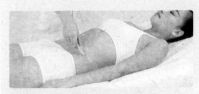

刮痧 用角刮法刮拭大横3～5分钟，力度适中，以出痧为度，可缓解泄泻。

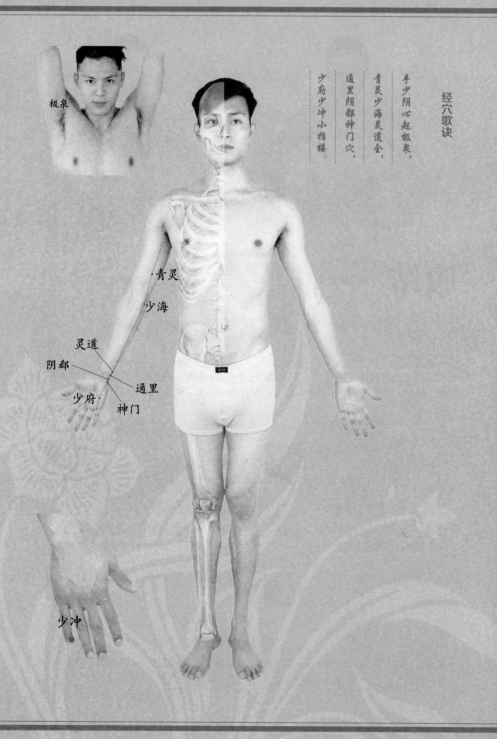

手少阴心起极泉，

青灵少海灵道全，

通里阴郄神门穴，

少府少冲小指接。

极泉

青灵

少海

灵道

阴郄

少府

通里

神门

少冲

第六章

手少阴心经

——泻心火，安心神，镇心痛

● 手少阴心经起于心中，出属心系，内行主干向下穿过膈肌，联络小肠；外行主干，从心系上肺，斜出腋下，沿上臂内侧后缘，过肘中，经掌后锐骨端，进入掌中，沿小指桡侧至末端，经气于少冲穴处与手太阳小肠经相接。

与心经相关的病症

心经经脉循行在心中与脾经的支脉衔接，其循行过程中与之相联系的脏腑器官有心系、食管、目系，在手小指与小肠经相接。当心经发生病变时，经络不畅通，心经经络循行部位会出现疼痛、麻痹、厥冷等不适感，出现失眠、多梦、健忘、痴呆等症状。心经功能下降，影响到脏腑时，会出现心烦、心闷、心悸、心痛等，长期会面黄肌瘦、头发不泽。心经经气异常时，常会伴有压迫感、忧郁、小指疼痛、胸口沉闷、呼吸困难、面色苍白、四肢沉重、眩晕等症状。

针对心经的保养

可运用子午流注法，按时循经取穴法，在每天午时（11：00—13：00）对手少阴心经取穴，此时也可小睡片刻，让人整个下午都处于精力充沛的状态。日常生活中，采用按摩、刮痧、艾灸等方法对心经循行路线进行刺激，有助于强化心功能，养心安神，使人可以一整天处于精神焕发的状态。

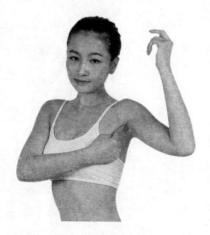

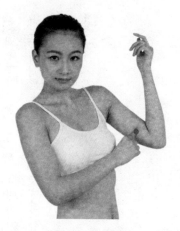

极泉 |宽胸强心|

取穴定位 位于腋窝中央，腋动脉搏动处。

【功能主治】

有宽胸强心、通经活络的作用。主治心痛、心悸、胸闷、干呕、咽干、上肢冷痛。

青灵 |理气止痛|

取穴定位 位于臂内侧，极泉与少海的连线上，肘横纹上3寸，肱二头肌的内侧沟中。

【功能主治】

有理气止痛的作用。主治瘰气、上肢痹痛、胁痛、头痛。

经穴疗法

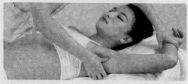

按摩 用拇指按压极泉片刻，然后松开，反复10～15次，可改善上肢冷痛麻木。

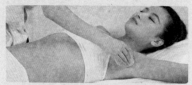

刮痧 用角刮法从上向下刮拭极泉3～5分钟，隔天1次，可治疗心烦、心悸、干呕。

经穴疗法

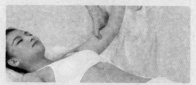

按摩 用拇指弹拨青灵片刻，然后松开，反复10～15次，能改善上肢痹痛。

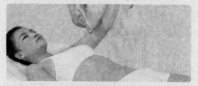

艾灸 用艾条温和灸青灵5～10分钟，每天1次，可缓解上肢痹痛、头痛。

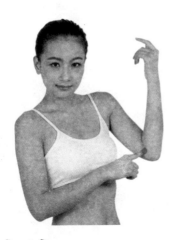

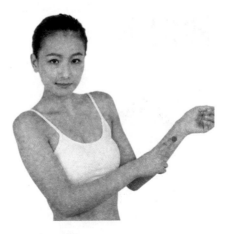

少海 |益心安神|

取穴定位 横平肘横纹，肱骨内上髁前缘。

【功能主治】
有理气通络、益心安神的作用。主治前臂麻木、肘臂挛痛、心痛、呕吐。

灵道 |宁心安神|

取穴定位 位于尺侧腕屈肌腱的桡侧缘，腕掌侧远端横纹上 1.5 寸。

【功能主治】
有宁心安神、通络的作用。主治肘臂挛急、心痛、暴喑。

经穴疗法

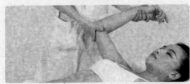

按摩 用拇指弹拨少海片刻，然后松开，反复 10 ～ 15 次，能改善前臂麻木。

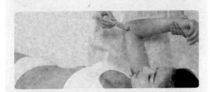

艾灸 用艾条回旋灸少海 5 ～ 10 分钟，每天 1 次，可缓解肘臂挛痛、心痛等。

经穴疗法

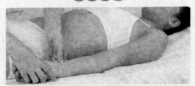

按摩 用拇指弹拨灵道片刻，然后松开，反复 10 ～ 15 次，能改善肘臂挛急。

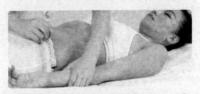

艾灸 用艾条雀啄灸灵道 5 ～ 10 分钟，每天 1 次，可缓解心痛等。

神门 |宁心安神|

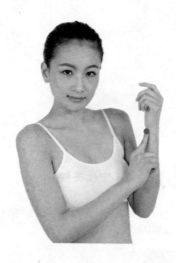

取穴定位 位于腕掌侧横纹尺侧端，尺侧腕屈肌肌腱的桡侧缘。

【穴位释疑】

神，神魂、精神的意思；门，出入之处为门。心藏神，此穴能治疗神志方面的疾病。

【功能主治】

有宁心安神的作用。主治失眠、健忘、心悸、怔忡、癫狂。

【配伍治病】

神门配内关、心俞，可治心痛。
神门配内关、三阳交，可治健忘、失眠。
神门配支正，可治健忘、失眠。

经穴疗法

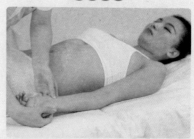

按摩 用拇指弹拨神门片刻，然后松开，反复10～15次，能改善失眠、健忘。

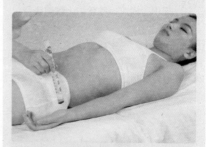

艾灸 用艾条温和灸神门5～10分钟，每天1次，可缓解健忘、失眠、癫狂等。

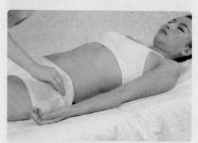

刮痧 用角刮法从上向下刮拭神门3～5分钟，隔天1次，可缓解失眠、怔忡、心悸等。

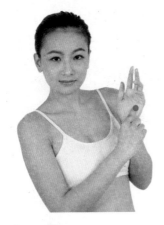

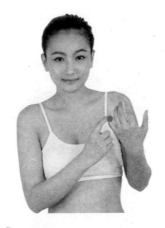

少府 |清心泻热|

取穴定位 横平第五掌指关节近端，第四、五掌骨之间。

【功能主治】

有清心泻热、理气活络的作用。主治失眠、健忘、心悸、胸痛、肘臂痛、掌中热、手指拘挛、手掌麻木。

经穴疗法

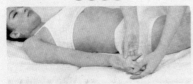

按摩 用拇指弹拨少府，反复10～15次，能改善失眠、健忘、手掌麻木。

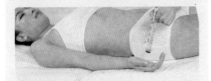

艾灸 用艾条温和灸少府5～10分钟，每天1次，可缓解胸痛、肘臂痛。

少冲 |清热息风|

取穴定位 位于手小指末节桡侧，距指甲根角侧上方0.1寸。

【功能主治】

有清热息风、醒神开窍的作用。主治热病昏厥、心痛、身热、胁痛。

经穴疗法

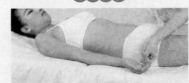

按摩 用拇指指尖用力掐揉少冲15～20次，可改善热病昏厥。

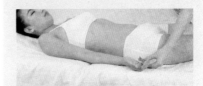

艾灸 将艾炷点燃，直接灸少冲，每天1次，可缓解心痛。

57

经穴歌诀

手太阳经小肠穴，
少泽先行小指末，
前谷后溪腕骨间，
阳谷须同养老列，
支正小海上肩贞，
臑俞天宗秉风合，
曲垣肩外复肩中，
天窗循次上天容，
此经穴数一十九，
还有颧髎入听宫。

肩中俞
肩外俞
秉风
曲垣
臑俞
天宗
肩贞

小海

支正
养老
阳谷
腕骨
后溪
前谷
少泽

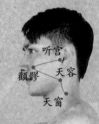

听宫
天容
颧髎
天窗

第七章

手太阳小肠经

——泻小肠之热，调五官疾病

●手太阳小肠经起于手小指尺侧端少泽穴，沿手背、上肢外侧后缘，过肘部，到肩关节后面，绕肩胛部，左右交会，并与督脉在大椎穴处相会，前行入缺盆，深入体腔，络于心，沿食管，穿过膈肌，到达胃部，下行，属小肠。其分支从面颊部分出，一支至目外眦，转入耳中；另一支向上行于眼下，至目内眦，经气于睛明穴与足太阳膀胱经相接。

与小肠经相关的病症

小肠经经脉循行在手小指与心经相衔接，其循行过程中与之相联系的脏腑、器官、组织有食管、横膈、胃、心、小肠、耳、目内外眦，在目内眦与足太阳膀胱经相接。小肠经发生病变时，经络不畅通，会出现口疮、咽痛、下颌和颈部疼痛、耳聋、目黄，以及小肠经经络所经过部位的手肩疼痛。小肠经受到侵袭时，会出现少腹痛、耳聋、耳鸣、项背肩胛部疼痛等，而当小肠功能下降时，会出现自汗不止、小便赤涩、尿闭、尿血、睾丸疝气、心烦心闷、绕脐而痛等症状。

小肠经循行时间及保养

可运用子午流注法，按时循经取穴法，在每天未时（13：00—15：00）对手太阳小肠经取穴。在这个时段多喝水、喝茶有利于小肠排毒降火。在13：00之前吃完午餐有助于吸收营养物质。在日常生活中，采用按摩、刮痧、艾灸等方法对小肠经循行路线进行刺激，有助于强化小肠功能，加强营养吸收。

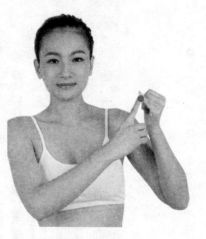
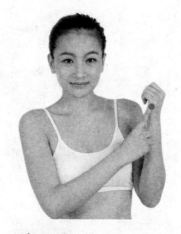

少泽 |清热利咽|

取穴定位 位于手小指末节尺侧，距指甲角0.1寸。

【功能主治】
有清热利咽、通乳开窍的作用。主治中风昏迷、热病、心痛、咽喉肿痛、乳痈。

经穴疗法

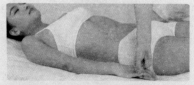

按摩 用拇指指尖掐按少泽2～3分钟，每天坚持，能够改善中风昏迷、热病。

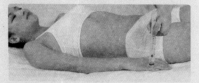

艾灸 用艾条雀啄灸少泽5～10分钟，每天1次，可缓解心痛。

后溪 |舒筋活络|

取穴定位 位于第五掌骨关节尺侧近端赤白肉际凹陷中。

【功能主治】
有舒筋活络的作用。主治落枕、颈项强痛、鼻塞、耳鸣、疟疾。

经穴疗法

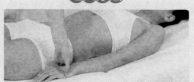

按摩 用拇指掐按后溪2～3分钟，每天坚持，能够改善落枕。

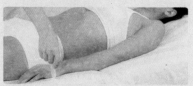

刮痧 用角刮法从上向下刮拭后溪3～5分钟，隔天1次，可缓解颈项强痛、疟疾、耳鸣等。

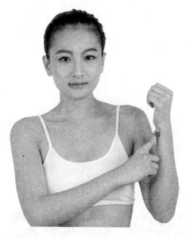

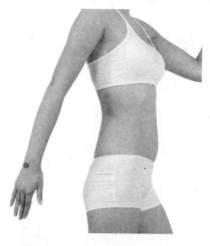

阳谷 |通经活络|

取穴定位 位于手腕尺侧，尺骨茎突与三角骨之间的凹陷处。

【功能主治】

有通经活络的作用。主治手腕痛、牙痛、肩痛、头痛。

经穴疗法

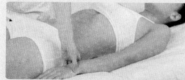

按摩 用拇指指尖掐按阳谷2～3分钟，每天坚持，能够缓解手腕痛等。

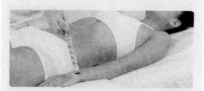

艾灸 用艾条温和灸阳谷5～10分钟，每天1次，可治疗牙痛、肩痛。

养老 |清头明目|

取穴定位 位于尺骨头近端桡侧凹陷中。

【功能主治】

有清头明目、舒筋活络的作用。主治急性腰扭伤、视物模糊、耳鸣、耳聋、前臂痛。

经穴疗法

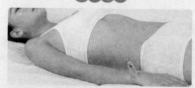

拔罐 用拔罐器将气罐扣在养老上，留罐5～10分钟，隔天1次，可改善前臂痛。

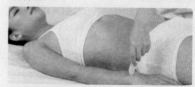

刮痧 用角刮法从上向下刮拭养老3～5分钟，隔天1次，可养护血管，缓解耳鸣、耳聋等。

支正 |活血止痛|

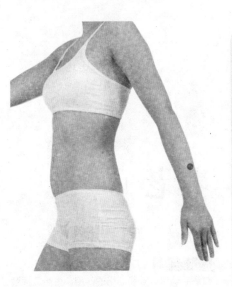

取穴定位 位于腕背侧远端横纹上5寸，尺骨尺侧腕屈肌之间。

【穴位释疑】

支，分支；正，正行。指其为手太阳正经之分支，走向少阴之络穴，且取穴须支肘正臂也。

【功能主治】

有活血止痛的作用。主治前臂疼痛、头痛、颈项痛、黄褐斑、疥疮、癫狂。

【配伍治病】

支正配合谷，主治头痛。
支正配神门，主治癫狂、精神病。
支正配血海，可治面颊黄褐斑。

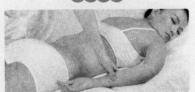

按摩 用拇指指尖掐按支正2～3分钟，每天坚持，能够缓解前臂疼痛。

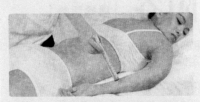

艾灸 用艾条温和灸支正5～10分钟，每天1次，可活血化瘀及改善黄褐斑、疥疮等疾病。

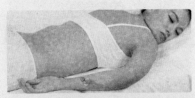

拔罐 用拔罐器将气罐扣在支正上，留罐5～10分钟，可改善前臂痛、头痛、颈项痛。

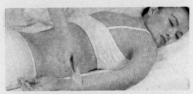

刮痧 用面刮法从上而下刮拭支正3～5分钟，隔天1次，可缓解癫狂等。

肩外俞 |舒筋活络、祛风止痛|

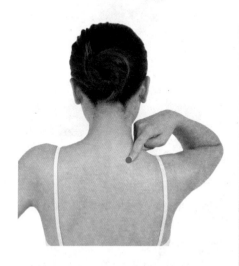

取穴定位 位于背部，第一胸椎棘突下，旁开3寸。

【穴位释疑】
肩，肩胛部；外，肩脊外部；俞，输。穴居肩背，距脊柱稍远故名。

【功能主治】
有舒筋活络、祛风止痛的作用。主治颈项强痛、前臂冷痛、肩背疼痛、颈椎病。

【配伍治病】
肩外俞配大椎、后溪，有舒筋活络、解痉止痛的作用，主治颈项强直、颈椎病、胸椎病、肩背酸痛。

经穴疗法

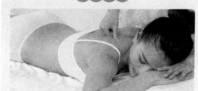

按摩 用拇指按揉肩外俞100～200次，每天坚持，能够缓解颈项强痛。

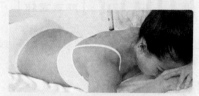

艾灸 用艾条温和灸肩外俞5～10分钟，每天1次，可改善前臂冷痛。

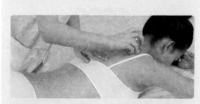

拔罐 用火罐吸拔肩外俞，在肩胛区连续走罐5分钟，隔天1次，可改善肩背疼痛。

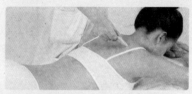

刮痧 用面刮法从上而下刮拭肩外俞3～5分钟，隔天1次，可缓解前臂冷痛，防治颈椎病。

63

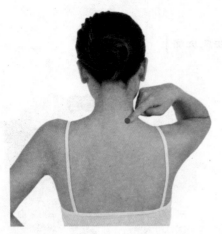

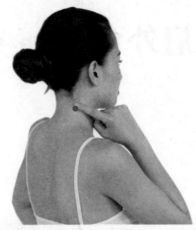

肩中俞 |解表宣肺|

取穴定位 位于背部，第七颈椎棘突下，后中线旁开2寸。

【功能主治】

有解表宣肺、养肝明目的作用。主治颈项强痛、咳嗽、气喘、目视不明。

天窗 |息风宁神|

取穴定位 位于颈外侧部，胸锁乳突肌的后缘，扶突后，与喉结相平。

【功能主治】

有息风宁神、利咽聪耳的作用。主治耳鸣、耳聋、颈项强痛、咽喉肿痛。

经穴疗法

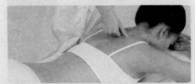

按摩 用拇指按揉肩中俞100~200次，每天坚持，能够缓解颈项强痛。

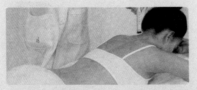

艾灸 用艾条温和灸肩中俞5~10分钟，每天1次，可改善咳嗽、气喘。

经穴疗法

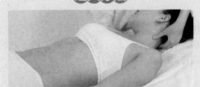

按摩 用拇指按揉天窗100~200次，每天坚持，能够缓解颈项强痛。

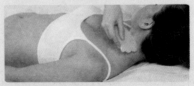

刮痧 用面刮法刮拭天窗3~5分钟，力度稍轻，可不出痧，每天1次，可改善咽喉肿痛。

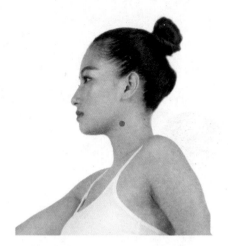

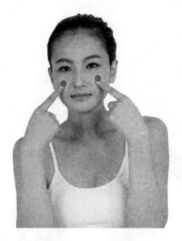

天容 |利咽消肿|

取穴定位 位于颈外侧部，下颌角的后方，胸锁乳突肌的前缘凹陷中。

【功能主治】

有利咽消肿的作用。主治颈项强痛、耳聋、胸痛、气喘、咽喉肿痛不适。

颧髎 |祛风镇惊|

取穴定位 位于面部，目外眦直下，颧骨下缘凹陷处。

【功能主治】

有祛风镇惊、清热消肿的作用。主治面肌痉挛、口眼㖞斜、面肿。

经穴疗法

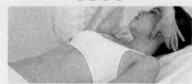

按摩 用拇指按揉天容100～200次，每天坚持，能够缓解颈项强痛、胸痛。

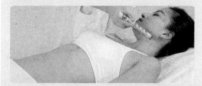

艾灸 用艾条雀啄灸天容5～10分钟，每天1次，可改善咳嗽、气喘。

经穴疗法

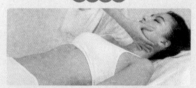

按摩 用拇指按揉颧髎100～200次，每天坚持，能够改善面肿、面肌痉挛。

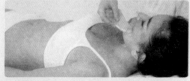

刮痧 用角刮法刮拭颧髎3～5分钟，施以旋转回环的动作，每天1次，可改善口眼㖞斜。

経穴歌诀

睛明攒竹眉冲曲，
五处承光通天固。
络却玉枕傍天柱，
大杼风门肺厥俞。
心督膈肝胆脾胃，
三焦气膈大肠濡。
关元小肠膀胱背，
白环四髎会中越。
殷门浮郄委中返，
附分魂户膏肓突。
神堂谚语膈关魂，
魂门阳纲意舍孤。
胃仓肓门志室近，
胞肓秩边合阳呼。
承筋承山飞扬跗，
昆仑仆参申脉跗。
金门京骨通束骨，
足通至阴救妲媱。

第八章

足太阳膀胱经

——藏津液，司气化，主汗，排尿

●足太阳膀胱经循行部位起于目内眦（睛明穴），上达额部，左右交会于头顶部（百会穴）。本经脉分支从头顶部分出，到耳上角部。直行本脉从头顶部分别向后行至枕骨处，进入颅腔，络脑，回出分别下行到项部（天柱穴），下行交会于大椎穴，再分左右沿肩胛内侧，脊柱两旁（1.5寸），到达腰部（肾俞穴），进入脊柱两旁的肌肉，深入体腔，络肾，属膀胱。本经脉一分支从腰部分出，沿脊柱两旁下行，穿过臀部，从大腿后侧外缘下行至腘窝中（委中穴）。另一分支从项分出下行，经肩胛内侧，从附分穴挟脊（3寸）下行至髀枢，经大腿后侧至腘窝中与前一支脉会合，然后下行沿足背外侧缘至小趾外侧端（至阴穴），交于足少阴肾经。

与膀胱经相关的病症

膀胱经在目内眦与手太阳小肠经衔接，其循行过程中与之相联系的器官有目、鼻、脑，属膀胱，络肾，在足小趾与足少阴肾经相接。膀胱经受到侵袭发生病变时，经脉循行部位如项、背、腰、小腿会出现疼痛及运动障碍，人体会出现怕风怕冷、流鼻涕、小便不利、遗尿、尿浊、尿少、尿血、目反直视、泌尿生殖器疾病、四肢无力、眩晕、腰背无力等。

针对膀胱经的保养

可运用子午流注法，按时循经取穴法，在每天申时（15：00—17：00）对足太阳膀胱经取穴。膀胱负责贮存尿液，尿液排出体外，津液循环在体内，此时宜适时饮水，适当运动，有助于体内津液循环。膀胱经循行从头顶到足部，平时可用双手拇指和食指捏住脊柱两旁肌肉（或用手掌根）尽可能从颈椎一直推到尾骨；腿部的膀胱经穴位可用点揉或敲打方式充分刺激。

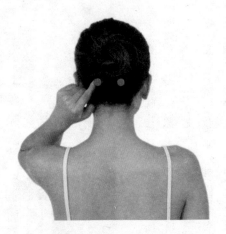

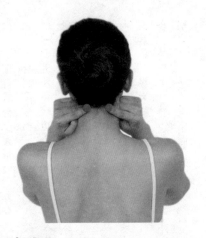

玉枕 |清热明目|

取穴定位 位于后头部，横平枕外隆凸上缘，后发际正中旁开 1.3 寸。

【功能主治】

有清热明目、通经活络的作用。主治头项痛、目痛、鼻塞。

天柱 |清头明目|

取穴定位 位于项部，横平第二颈椎棘突上际，斜方肌外缘凹陷中，后发际正中直上 0.5 寸。

【功能主治】

有清头明目、强筋骨的作用。主治后头痛、肩背痛、鼻塞、眩晕。

经穴疗法

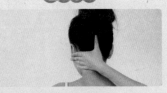

按摩 用拇指按揉玉枕 100 ~ 200 次，每天坚持，能够缓解头项痛。

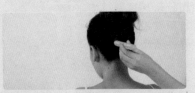

艾灸 用艾条温和灸玉枕 5 ~ 10 分钟，每天 1 次，可治疗目痛、鼻塞。

经穴疗法

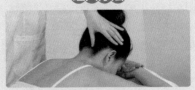

按摩 用拇指按揉天柱 100 ~ 200 次，每天坚持，能够缓解后头痛、眩晕。

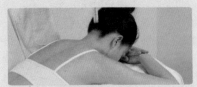

艾灸 用艾条温和灸天柱 5 ~ 10 分钟，每天 1 次，可治疗鼻塞、肩背痛。

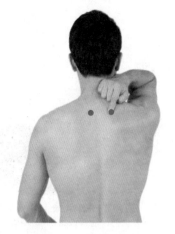

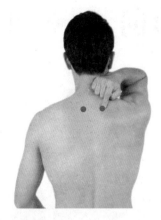

大杼 |强筋骨、清邪热|

取穴定位 位于背部，第一胸椎棘突下，后正中线旁开 1.5 寸。

【功能主治】

有强筋骨、清邪热的作用。主治肩背疼痛、鼻塞、鼻渊、咳嗽痰多、发热。

经穴疗法

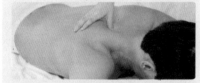

按摩 用拇指按揉大杼 100～200 次，每天坚持，能够缓解肩背疼痛。

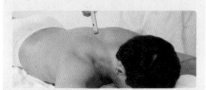

艾灸 用艾条温和灸大杼 5～10 分钟，每天 1 次，可治疗咳嗽痰多。

风门 |益气固表|

取穴定位 位于背部，第二胸椎棘突下，后正中线旁开 1.5 寸。

【功能主治】

有宣肺解表、益气固表的作用。治疗伤风、咳嗽、发热、头痛、肩背疼痛、鼻塞。

经穴疗法

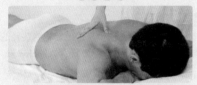

按摩 用拇指按揉风门 100～200 次，每天坚持，能够缓解肩背疼痛。

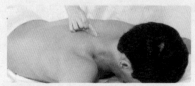

刮痧 用面刮法从中间向外侧刮拭风门 3～5 分钟，隔天 1 次，可治疗发热、伤风。

肺俞 |清热解表、宣肺止咳|

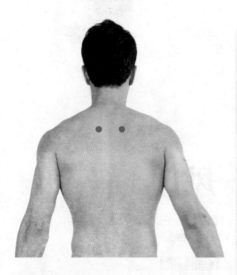

经穴疗法

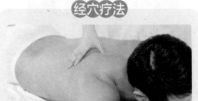

按摩 用拇指按揉肺俞 100～200次，每天坚持，能够改善肺部疾病。

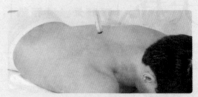

艾灸 用艾条温和灸肺俞 5～10分钟，每天 1 次，可改善胸闷、咳嗽、气喘等。

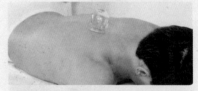

拔罐 用火罐吸拔肺俞，留罐 5～10分钟，隔天 1 次，可缓解肩背疼痛、伤风、头痛。

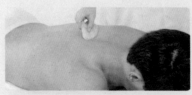

刮痧 用面刮法从上向下刮拭肺俞 3～5分钟，隔天 1 次，可治疗发热、伤风。

取穴定位 位于背部，第三胸椎棘突下，后正中线旁开 1.5 寸。

【穴位释疑】
肺，指肺脏；俞，输也，是足太阳膀胱经的腧穴，因其内应肺脏，是肺气转输、输注之处。

【功能主治】
有清热解表、宣肺止咳的作用。主治肩背疼痛、胸闷、咳嗽、气喘、伤风、头痛、发热。

【配伍治病】
肺俞配中府，主治咳嗽。
肺俞配膏肓、三阴交，主治潮热、盗汗。
肺俞配曲池、血海，主治皮肤瘙痒、荨麻疹。

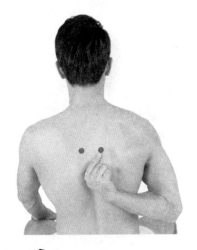

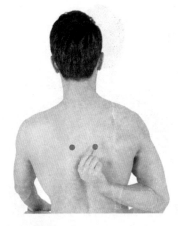

心俞　|宽胸理气|

取穴定位　位于背部，第五胸椎棘突下，后正中线旁开1.5寸。

【功能主治】

有宽胸理气、通络安神的作用。主治心痛、心悸、失眠、健忘、咳嗽、咯血、肩背痛。

经穴疗法

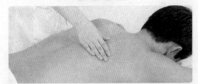

按摩　用拇指按揉心俞100～200次，每天坚持，能够缓解心痛、心悸。

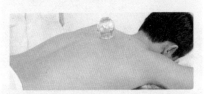

拔罐　用火罐吸拔心俞，留罐5～10分钟，隔天1次，可缓解心痛、肩背痛、失眠、健忘等。

督俞　|理气止痛|

取穴定位　位于背部，第六胸椎棘突下，后正中线旁开1.5寸。

【功能主治】

有理气止痛、强心通脉的作用。主治心痛、脾胃病、腹胀、肠鸣、气逆。

经穴疗法

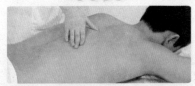

按摩　用拇指按揉督俞100～200次，每天坚持，能够改善各种脾胃病。

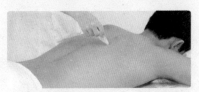

刮痧　用面刮法从上向下刮拭督俞3～5分钟，隔天1次，可治疗胸痛、心悸等。

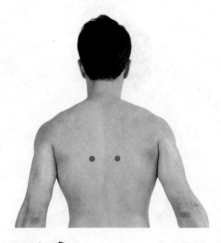
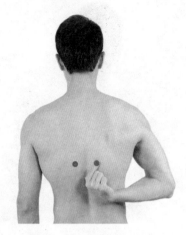

膈俞 |理气宽胸|

取穴定位 位于背部，第七胸椎棘突下，后正中线旁开 1.5 寸。

【功能主治】

有理气宽胸、活血通脉的作用。主治呕吐、呃逆、吐血、气喘。

经穴疗法

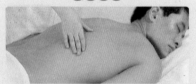

按摩 用拇指按揉膈俞 100 ~ 200 次，每天坚持，能够缓解气喘。

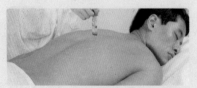

艾灸 用艾条温和灸膈俞 5 ~ 10 分钟，每天 1 次，能够治疗呕吐、呃逆。

肝俞 |疏肝明目|

取穴定位 位于背部，第九胸椎棘突下，后正中线旁开 1.5 寸。

【功能主治】

有疏肝明目、降火止痉的作用。主治胁痛、黄疸、眼疾、癫狂痫。

经穴疗法

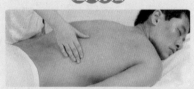

按摩 用拇指按揉肝俞 100 ~ 200 次，每天坚持，能够改善胁痛、黄疸、口苦。

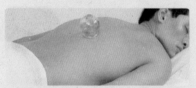

拔罐 用火罐吸拔肝俞，留罐 5 ~ 10 分钟，隔天 1 次，可疏肝明目。

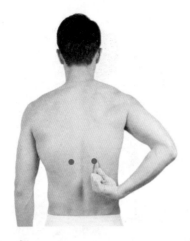

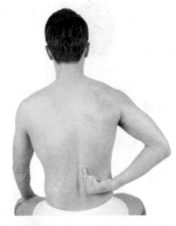

胆俞 |疏肝利胆|

取穴定位 位于背部，第十胸椎棘突下，后正中线旁开 1.5 寸。

【功能主治】

有疏肝利胆、清热化湿的作用。主治胆疾、眼疾、呕吐、胁痛、口苦。

经穴疗法

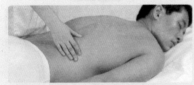

按摩 用拇指按揉胆俞 100～200 次，每天坚持，能够改善口苦。

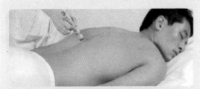

艾灸 用艾条温和灸胆俞 5～10 分钟，每天 1 次，可改善呕吐、胁痛。

脾俞 |利湿升清|

取穴定位 位于背部，第十一胸椎棘突下，后正中线旁开 1.5 寸。

【功能主治】

有利湿升清、健脾和胃的作用。主治腹胀、腹痛、呕吐、泄泻、水肿、嗜睡、乏力、便血、胃寒证。

经穴疗法

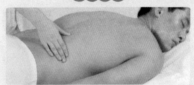

按摩 用拇指按揉脾俞 100～200 次，每天坚持，能够改善腹胀、呕吐、泄泻。

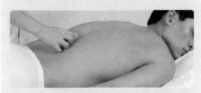

刮痧 用面刮法从中间向外侧刮拭脾俞 3～5 分钟，隔天 1 次，可治疗嗜睡、乏力、便血等。

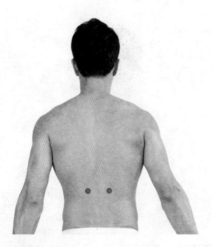

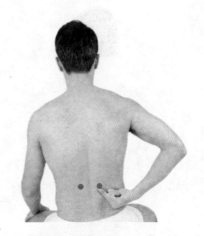

胃俞 |理中降逆|

取穴定位 位于背部，第十二胸椎棘突下，后正中线旁开1.5寸。

【功能主治】

有理中降逆、和胃健脾的作用。主治胃炎、消化不良、胃寒证、胃脘痛、腹胀、肠鸣。

经穴疗法

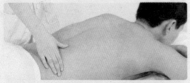

按摩 用拇指按揉胃俞100～200次，每天坚持，能够改善各种脾胃病。

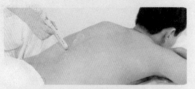

艾灸 用艾条温和灸胃俞5～10分钟，每天1次，可改善胃寒证等。

三焦俞 |利水强腰|

取穴定位 位于腰部，第一腰椎棘突下，后正中线旁开1.5寸。

【功能主治】

有调理三焦、利水强腰的作用。主治腹胀、肠鸣、腰痛、小便不利、水肿。

经穴疗法

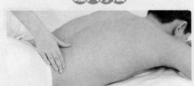

按摩 用拇指按揉三焦俞100～200次，每天1次，可缓解腹胀、肠鸣。

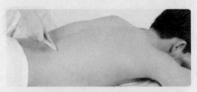

刮痧 用面刮法从上而下刮拭三焦俞，以出痧为度，隔天1次，可治疗腰痛、小便不利等。

肾俞 |益肾助阳、强腰利水|

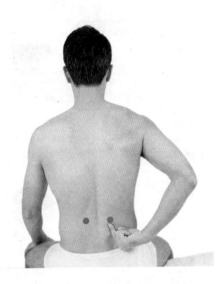

经穴疗法

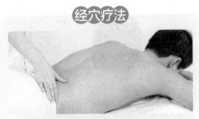

按摩 用拇指按揉肾俞 100 ~ 200 次，每天坚持，能够改善月经不调、阳痿、遗精等。

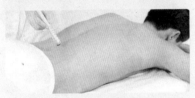

艾灸 用艾条温和灸肾俞 5 ~ 10 分钟，每天 1 次，可改善腰膝酸软、月经不调、水肿。

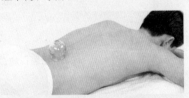

拔罐 用火罐吸拔肾俞，留罐 5 ~ 10 分钟，隔天 1 次，可缓解小便不利、水肿等。

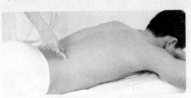

刮痧 用面刮法从上而下刮拭肾俞，以出痧为度，隔天 1 次，可治疗腰痛、小便不利。

取穴定位 位于腰部，第二腰椎棘突下，后正中线旁开 1.5 寸。

【穴位释疑】

肾，肾脏；俞，输的意思。"肾俞"的意思是肾脏的寒湿水气由此外输膀胱经。

【功能主治】

有益肾助阳、强腰利水的作用。主治小便不利、水肿、月经不调、阳痿、遗精、腰痛、腰膝酸软。

【配伍治病】

肾俞配殷门、委中，主治腰膝酸痛。
肾俞配京门，主治遗精、阳痿、月经不调。
肾俞配听宫、翳风，主治耳鸣、耳聋。

气海俞 |益肾壮阳、调经止痛|

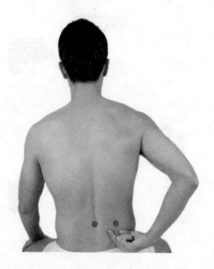

经穴疗法

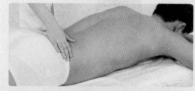

按摩 用拇指按揉气海俞 100 ～ 200 次，每天坚持，可改善阳痿、遗精、痛经、腰痛等。

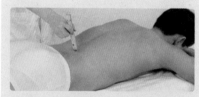

艾灸 用艾条温和灸气海俞 5 ～ 10 分钟，每天 1 次，可改善腰膝酸软、月经不调、水肿等。

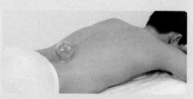

拔罐 用火罐吸拔气海俞，留罐 5 ～ 10 分钟，隔天 1 次，可缓解小便不利、大便不通等。

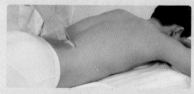

刮痧 用面刮法从上而下刮拭气海俞，以出痧为度，隔天 1 次，可治疗腰痛、月经不调等。

取穴 定位 位于腰部，第三腰椎棘突下，后正中线旁开 1.5 寸。

【穴位释疑】

气，元气的意思；海，海洋的意思；俞，输注的意思。

【功能主治】

有益肾壮阳、调经止痛的作用。主治阳痿、遗精、痛经、月经不调、痔疮、小便不利、腰痛、腰膝酸软、水肿。

【配伍治病】

气海俞配殷门、昆仑，主治腰痛、下肢瘫痪。气海俞配承山、三阴交，有理气活血、化瘀消痔的作用，主治痛经、痔疮。

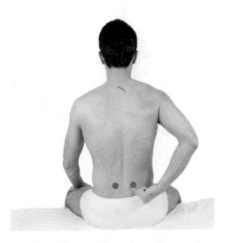

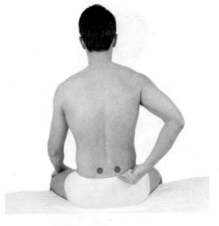

关元俞 |温肾壮阳|

取穴定位 位于腰部，第五腰椎棘突下，后正中线旁开1.5寸。

【功能主治】
有温肾壮阳的作用。主治肠鸣、腹胀、泄泻。

小肠俞 |益肾助阳|

取穴定位 位于骶部，后正中线旁开1.5寸，横平第一骶后孔。

【功能主治】
有益肾助阳的作用。主治腹痛、泄泻、遗尿、遗精。

经穴疗法

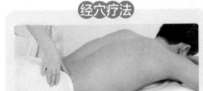

按摩 用拇指按揉关元俞100～200次，每天坚持，能治疗肠鸣、腹胀、泄泻。

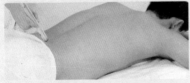

艾灸 用艾条温和灸关元俞5～10分钟，每天1次，可改善泄泻。

经穴疗法

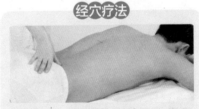

按摩 用拇指按揉小肠俞100～200次，每天坚持，能治疗腹痛、泄泻等。

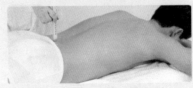

艾灸 用艾条温和灸小肠俞5～10分钟，每天1次，可改善遗尿、遗精。

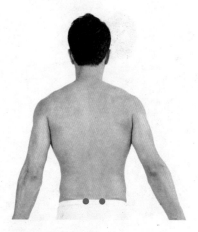

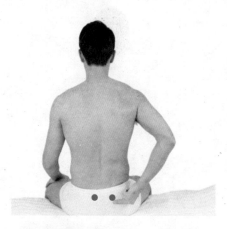

膀胱俞 │清热利湿│

取穴定位 位于骶部，后正中线旁开 1.5 寸，横平第二骶后孔。

【功能主治】

有清热利湿、通经活络的作用。主治泄泻、便秘、遗精、遗尿。

中膂俞 │调理肠腑│

取穴定位 位于骶部，后正中线旁开 1.5 寸，横平第三骶后孔。

【功能主治】

有理气血、调肠腑的作用。主治腰脊强痛、腹痛、坐骨神经痛、泄泻。

经穴疗法

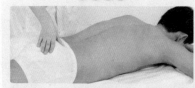

按摩 用拇指按揉膀胱俞 100～200次，每天坚持，能够改善泄泻、遗尿等。

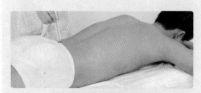

艾灸 用艾条温和灸膀胱俞 5～10分钟，每天 1 次，可改善遗尿、遗精。

经穴疗法

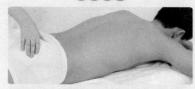

按摩 用拇指按揉中膂俞 100～200次，每天坚持，能够改善腰脊强痛、腹痛。

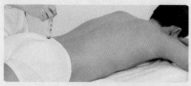

艾灸 用艾条温和灸中膂俞 5～10分钟，每天 1 次，可改善坐骨神经痛。

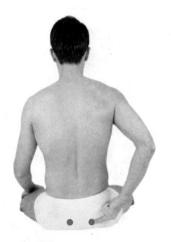

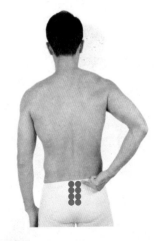

白环俞 |益肾固精|

取穴定位 位于骶部，后正中线旁开 1.5 寸，横平第四骶后孔。

【功能主治】
有益肾固精的作用。主治腰腿痛、遗尿、遗精。

经穴疗法

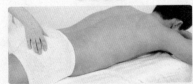

按摩 用拇指按揉白环俞 100～200 次，每天坚持，能够缓解各种腰腿痛。

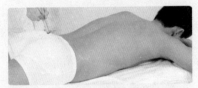

艾灸 用艾条温和灸白环俞 5～10 分钟，每天 1 次，可益肾固精，改善遗精。

八髎 |补益下焦|

取穴定位 八髎为一组穴位，即上髎、次髎、中髎、下髎，呈左右分布，共八穴。位于骶部，分别正对第一、第二、第三、第四骶后孔中。

【功能主治】
有补益下焦、通经活络的作用。主治月经不调、痛经、带下、小便不利、阳痿。

经穴疗法

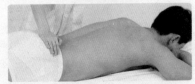

按摩 用拇指按揉八髎 100～200 次，每天坚持，可改善月经不调、阳痿等。

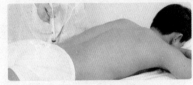

艾灸 用艾条温和灸八髎 5～10 分钟，可改善小便不利、痛经、阳痿症。

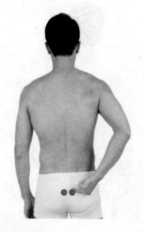

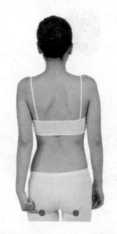

会阳 |益肾固带|

取穴定位 位于骶部，尾骨端旁开 0.5 寸。

【功能主治】

有清热利湿、益肾固带的作用。主治阳痿、小便不利、痛经、带下异常。

承扶 |通便消痔|

取穴定位 位于大腿后面，臀沟的中点处。

【功能主治】

有通便消痔、舒筋活络的作用。主治下肢疼痛、腰痛、便秘。

经穴疗法

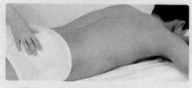

按摩 用拇指按揉会阳100～200次，每天坚持，能够改善阳痿。

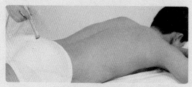

艾灸 用艾条温和灸会阳5～10分钟，可改善痛经、带下异常、阳痿。

经穴疗法

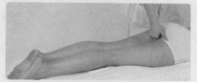

按摩 用拇指按揉或弹拨承扶100～200次，每天坚持，能够缓解下肢疼痛。

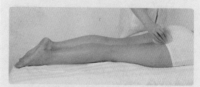

刮痧 用面刮法刮拭承扶，以出痧为度，隔天1次，可治疗腰痛、便秘。

殷门 |舒筋活络、强腰膝|

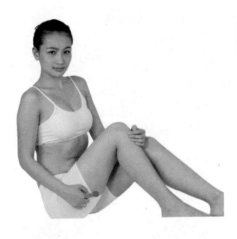

取穴定位 位于大腿后面，股二头肌与半腱肌之间，臀沟下6寸。

【穴位释疑】

殷，旺盛、众多、富足；门，出入的门户。"殷门"意思指膀胱经地部水湿在此气化。

【功能主治】

有舒筋活络、强腰膝的作用。主治下肢后侧疼痛、腰腿痛。

【配伍治病】

殷门配肾俞、委中，主治腰脊疼痛。
殷门配风市、足三里，有利腰腿、祛风除湿的作用，主治下肢痿痹。

经穴疗法

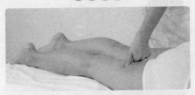

按摩 用拇指按揉或弹拨殷门100～200次，每天坚持，能够缓解下肢后侧疼痛。

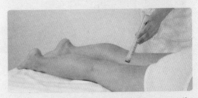

艾灸 用艾条温和灸殷门5～10分钟，每天1次，可改善下肢疼痛。

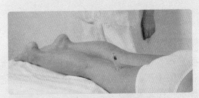

拔罐 用拔罐器将气罐拔在殷门上，留罐5～10分钟，隔天1次，可缓解下肢疼痛。

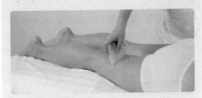

刮痧 用面刮法从上向下刮拭殷门3～5分钟，隔天1次，可治疗腰痛、下肢疼痛等。

委中 |舒筋活络、凉血解毒|

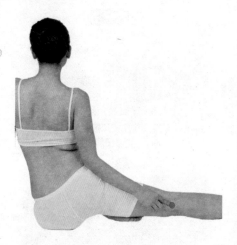

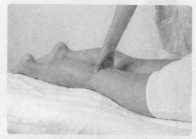

经穴疗法

按摩 用拇指按揉委中100～200次，每天坚持，能够缓解腰背痛。

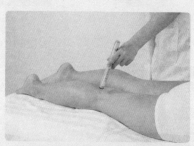

艾灸 用艾条温和灸委中5～10分钟，每天1次，可改善小便不利、腰背疼、遗尿等。

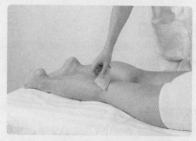

刮痧 用面刮法从上向下刮拭委中3～5分钟，隔天1次，可治疗腰腿疼、下肢疼痛等。

取穴定位 位于腘横纹中点。

【穴位释疑】
委，堆积；中，指穴内气血所在为天人地三部的中部。"委中"意思是指膀胱经的湿热水气在此聚集。

【功能主治】
有舒筋活络、凉血解毒的作用。主治小便不利、遗尿、腰背痛、下肢疼痛。

【配伍治病】
委中配肾俞、腰阳关，有强腰舒筋、活络止痛的作用，主治腰腿痛、坐骨神经痛。
委中配曲池、风市，主治湿疹、疔疮。

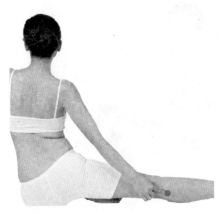

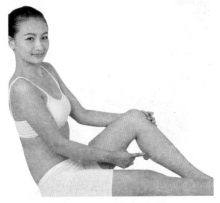

合阳 |强健腰膝|

取穴定位 位于小腿后面，腓肠肌内、外侧头之间，腘横纹下2寸。

【功能主治】

有强健腰膝、调经止带的作用。主治疝气、崩漏、腰背疼痛、下肢痿痹。

承筋 |舒筋活络|

取穴定位 位于小腿后面，腓肠肌两肌腹之间，腘横纹下5寸。

【功能主治】

有舒筋活络的作用。主治腰腿疼痛、下肢挛痛、抽筋。

经穴疗法

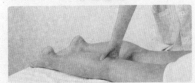

按摩 用拇指按揉合阳100～200次，每天坚持，能够改善疝气、崩漏。

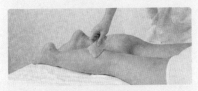

刮痧 用面刮法刮拭合阳3～5分钟，可缓解腰背疼痛等。

经穴疗法

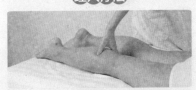

按摩 用拇指按揉承筋100～200次，每天坚持，能够缓解腰腿疼痛。

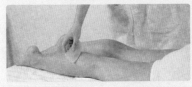

刮痧 用面刮法从上向下刮拭承筋3～5分钟，隔天1次，可治疗抽筋。

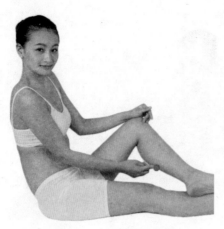
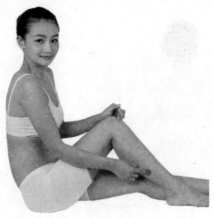

承山 |清泻湿热|

取穴定位 位于小腿后正中，腓肠肌两肌腹与肌腱交角处，当伸直小腿或足跟上提时腓肠肌肌腹下出现尖角凹陷处。

【功能主治】
有舒筋活络的作用。主治痔疮、便秘、腰腿疼痛、下肢挛痛。

飞扬 |清热安神|

取穴定位 位于小腿后面，昆仑穴直上7寸，腓肠肌外下缘与跟腱移行。

【功能主治】
有理气止痛、舒筋活络的作用。主治腹痛、痔疾、小腿疼痛、疝气。

经穴疗法

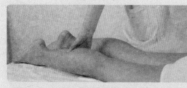

按摩 用拇指按揉承山100～200次，每天坚持，可改善小腿疼痛等。

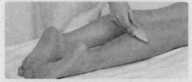

刮痧 用面刮法刮拭承山3～5分钟，隔天1次，可缓解痔疮、便秘。

经穴疗法

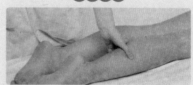

按摩 用拇指按揉飞扬100～200次，每天坚持，能够缓解腰腿疼痛。

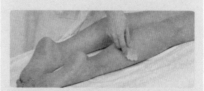

刮痧 用面刮法刮拭飞扬3～5分钟，隔天1次，可缓解小腿疼痛。

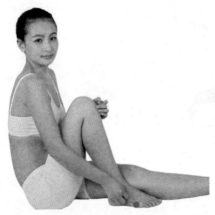

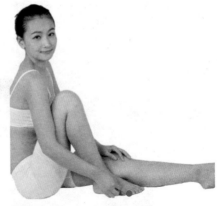

足通谷 |安神志|

**取穴
定位** 位于足外侧，第五跖趾关节的远端，赤白肉际处。

【功能主治】

有安神志的作用。主治头痛、鼻衄、癫狂。

至阴 |正胎催产|

**取穴
定位** 位于足小趾末节外侧，趾甲根角侧后方 0.1 寸。

【功能主治】

有正胎催产、清头明目的作用。主治胎位不正、头痛。

经穴疗法

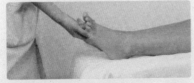

按摩 用拇指按揉足通谷 100 ～ 200 次，每天坚持，能够缓解头痛。

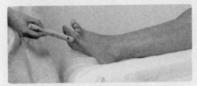

艾灸 用艾条温和灸足通谷 5 ～ 10 分钟，每天 1 次，可改善鼻衄等。

经穴疗法

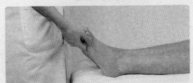

按摩 用拇指按揉至阴 100 ～ 200 次，每天坚持，能够缓解头痛。

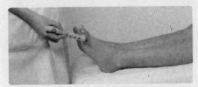

艾灸 用艾条温和灸至阴 5 ～ 10 分钟，每天 1 次，可治疗胎位不正。

涌泉然谷飞太溪，

大钟水泉照海堤。

复溜交信筑宾谷，

横骨大赫气穴柄。

四满中注肓俞曲，

石关阴都通幽墓。

步廊神封灵墟境，

神藏或中俞府迷。

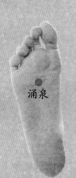

涌泉

俞府
藏
神封
神

中墟
或灵
步廊
幽门
阴都
商曲
中注
气穴

通谷
腹石关
肓俞
四满
大赫
横骨

阴谷

筑宾

交信　复溜
　　　太溪
照海　大钟
然谷　水泉

第九章

足少阴肾经

——滋阴降火，醒脑安神

● 足少阴肾经循行部位起于足小趾下面，斜行于足心（涌泉穴），出行于舟骨粗隆之下，沿内踝后缘，分出进入足跟，向上沿小腿内侧后缘，至腘内侧、上股内侧后缘入脊内（长强穴），穿过脊柱，属肾，络膀胱。本经脉直行于腹腔内，从肾上行，穿过肝和膈肌，进入肺，沿喉咙到舌根两旁。本经脉分支从肺中分出，络心，注于胸中，交于手厥阴心包经。

与肾经相关的病症

肾经在足小趾与足太阳膀胱经衔接，其循行过程中与之相联系的部位有喉咙、舌，属肾，络膀胱，贯肝，入肺，络心，在胸中与手厥阴心包经相接。肾经受到侵袭时，会引起诸多疾病。肾阴不足，则怕热，容易出现口干舌燥、慢性咽喉炎、气短喘促、心烦心痛、失眠多梦、五心（两手心、两足心、口心）发热症状；肾阳不足，则怕冷，容易出现手足冰冷、面黑如柴、头昏目眩、腰膝酸软症状。如果两种病况都存在，则冬天怕冷、夏天怕热、上热（咽喉痛）下寒（手脚冷），说明肾阴阳两虚且正走向衰老。

针对肾经的保养

可运用子午流注法，按时循经取穴法，在每天酉时（17：00—19：00）对足少阴肾经取穴。肾经是人体协调阴阳能量的经脉，也是维持体内水液平衡的主要经络，人体经过申时泻火排毒，在酉时进入储藏精华的阶段。肾经位于人体上身内侧，以及腿部内侧和脚底，左右共54穴。休息时可用手掌或按摩槌等工具对肾经循行路线上的穴位进行拍打刺激，对于重点穴位，如涌泉穴和太溪穴等，可进行按摩和艾灸，每次5～10分钟即可。

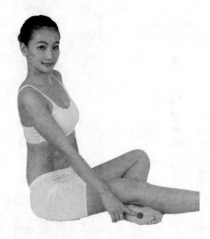

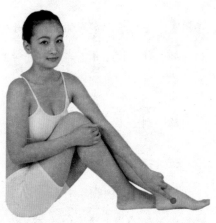

涌泉 |滋阴益肾|

取穴定位 位于足底前部凹陷处，足掌心前 1/3 与后 2/3 交点凹陷处。屈足卷趾时足心最凹陷中。

【功能主治】

有滋阴益肾的作用。主治发热、心烦、小便不利、头顶痛、喉痹。

然谷 |益气固肾|

取穴定位 位于足内侧缘，足舟骨粗隆下方，赤白肉际处。

【功能主治】

有益气固肾、清热利湿的作用。主治阳痿、遗精、月经不调。

经穴疗法

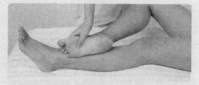

按摩 用拇指用力按揉涌泉 100 ～ 200 次，每天坚持，能够缓解发热、心烦、小便不利。

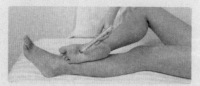

艾灸 用艾条温和灸涌泉 5 ～ 10 分钟，每天 1 次，可改善头顶痛、喉痹等。

经穴疗法

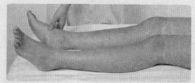

按摩 用拇指用力按揉然谷 100 ～ 200 次，每天坚持，可缓解阳痿、月经不调等。

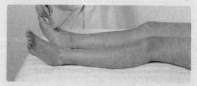

艾灸 用艾条温和灸然谷 5 ～ 10 分钟，每天 1 次，可改善阳痿、月经不调。

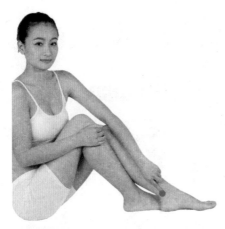

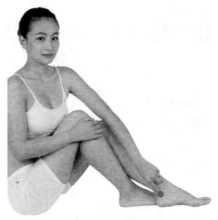

太溪 |壮阳固肾|

取穴 定位 位于足内侧，内踝后方，内踝尖与跟腱之间的凹陷处。

【功能主治】

有壮阳固肾的作用。主治遗精、阳痿、月经不调、头痛、眩晕、耳鸣、咽喉肿痛。

大钟 |益肾平喘|

取穴 定位 位于足内侧，内踝后下方，跟骨上缘，跟腱附着部的内侧前方凹陷处。

【功能主治】

有益肾平喘、调理二便的作用。主治肾虚气喘、便秘、足跟痛、咯血。

经穴疗法

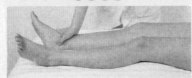

按摩 用拇指用力按揉太溪 100～200 次，每天坚持，能够缓解耳鸣、眩晕。

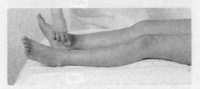

刮痧 用点按法垂直刮拭太溪 15～30 次，每天 1 次，可改善咽喉肿痛。

经穴疗法

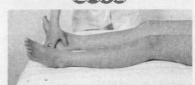

按摩 用拇指用力按揉大钟 100～200 次，每天坚持，能够缓解足跟痛。

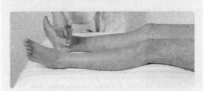

艾灸 用艾条温和灸大钟 5～10 分钟，每天 1 次，可缓解咯血、肾虚气喘等。

照海 |调经止痛、滋阴清热|

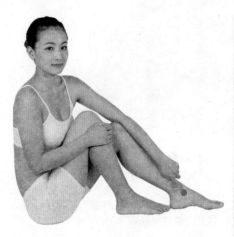

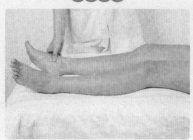

经穴疗法

按摩 用拇指用力做环形按揉照海100 ~ 200次，每天坚持，能够缓解烦躁不宁、失眠。

取穴定位 位于足内侧，内踝尖下方1寸，内踝下缘边际凹陷处。

【穴位释疑】

照，照射；海，大水。此穴名意指肾经经水在此大量蒸发。

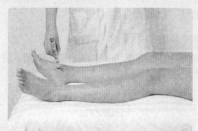

艾灸 用艾条温和灸照海5 ~ 10分钟，每天1次，可改善小便频数、赤白带下、月经不调。

【功能主治】

有调经止痛、滋阴清热的作用。主治目赤肿痛、赤白带下、痛经、月经不调、烦躁不宁、失眠。

【配伍治病】

照海配合谷、列缺，主治咽喉肿痛。
照海配中极、三阴交，有调经、活血、止带的作用，主治月经不调、痛经、赤白带下。

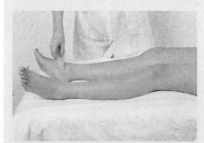

刮痧 用角刮法从上向下刮拭照海3 ~ 5分钟，隔天1次，可缓解目赤肿痛。

复溜 |补肾益阴、温阳利水|

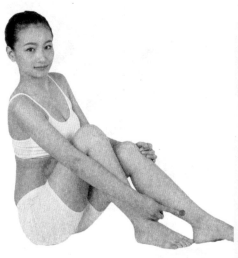

经穴疗法

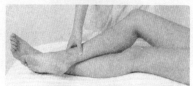

按摩 用拇指按揉复溜100～200次，每天坚持，能够改善腿肿。

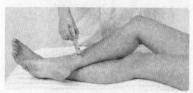

艾灸 用艾条温和灸复溜5～10分钟，每天1次，可改善水肿、腹胀、盗汗等。

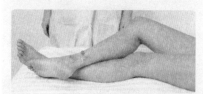

拔罐 用拔罐器将气罐拔在复溜上，留罐5～10分钟，隔天1次，可改善腹胀、水肿等。

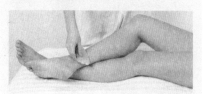

刮痧 用面刮法从上而下刮拭复溜，力度微重，以出痧为度。隔天1次，可缓解腹泻、淋证。

取穴定位 位于小腿内侧，内踝尖上2寸，跟腱的前方。

【穴位释疑】
复，再；溜，悄悄地散失。此穴名意指肾经的水湿之气在此再次吸热蒸发上行。

【功能主治】
有补肾益阴、温阳利水的作用。主治水肿、腿肿、腹胀、盗汗、腹泻、淋证。

【配伍治病】
复溜配合谷，主治多汗、无汗或少汗。
复溜配肝俞、脾俞，有疏肝益肾、健脾除湿的作用，主治泄泻、水肿。

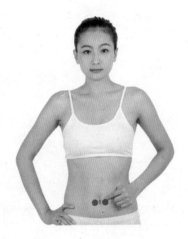

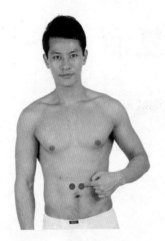

肓俞 |固肾滋阴|

取穴定位 位于腹中部，脐中旁开0.5寸。

【功能主治】

有固肾滋阴的作用。主治疝气、月经不调、脐痛、呕吐、便秘、腹痛。

经穴疗法

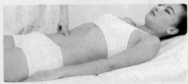

按摩 用拇指按揉肓俞100～200次，每天坚持，能够缓解便秘、腹痛。

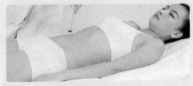

艾灸 用艾条温和灸肓俞5～10分钟，每天1次，可改善疝气、月经不调等。

商曲 |健脾和胃|

取穴定位 位于上腹部，脐中上2寸，前正中线旁开0.5寸。

【功能主治】

有健脾和胃、消积止痛的作用。主治腹痛、腹胀、便秘、腹中积聚。

经穴疗法

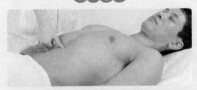

按摩 用拇指按揉商曲100～200次，每天坚持，能够缓解腹痛。

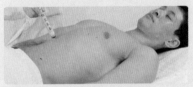

艾灸 用艾条温和灸商曲5～10分钟，每天1次，可改善腹中积聚、腹痛等。

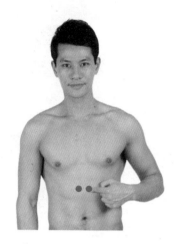 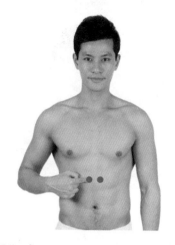

腹通谷 |健脾和胃|

取穴定位 位于上腹部，脐中上5寸，前正中线旁开0.5寸。

【功能主治】

有健脾和胃的作用。主治心痛、心悸、胃脘胀痛、腹中积聚、呕吐。

经穴疗法

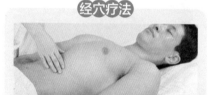

按摩 用拇指按揉腹通谷100～200次，每天坚持，能够缓解心痛、呕吐。

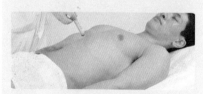

艾灸 用艾条温和灸腹通谷5～10分钟，每天1次，可改善心痛、心悸等。

幽门 |止呕和胃|

取穴定位 位于上腹部，脐中上6寸，前正中线旁开0.5寸。

【功能主治】

有止呕和胃的作用。主治胃脘胀痛、消化不良、呕吐、呃逆。

经穴疗法

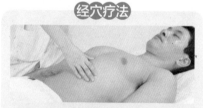

按摩 用拇指按揉幽门100～200次，每天坚持，能够缓解胃脘胀痛、呕吐。

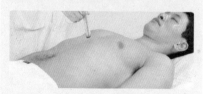

艾灸 用艾条温和灸幽门5～10分钟，每天1次，可改善呃逆、呕吐。

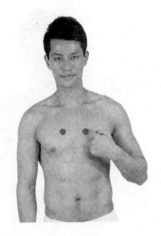

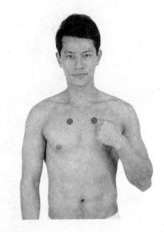

灵墟 |益气平喘|

取穴定位 位于胸部，第三肋间隙，前正中线旁开2寸。

【功能主治】

有益气平喘的作用。主治失眠、气喘、咳嗽、胸胁胀痛。

经穴疗法

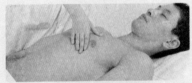

按摩 用拇指按揉灵墟100～200次，每天坚持，可缓解失眠、气喘等。

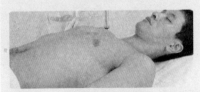

艾灸 用艾条温和灸灵墟5～10分钟，每天1次，可改善咳嗽、胸胁胀痛等。

神藏 |宽胸理气|

取穴定位 位于胸部，第二肋间隙，前正中线旁开2寸。

【功能主治】

有宽胸理气、降逆平喘的作用。主治咳嗽、气喘、胸痛、心痛、呕吐。

经穴疗法

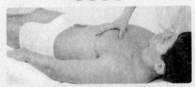

按摩 用拇指按揉神藏100～200次，每天坚持，能够缓解咳嗽、胸痛等。

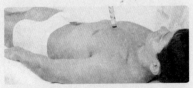

艾灸 用艾条温和灸神藏5～10分钟，每天1次，可改善咳嗽、心痛等。

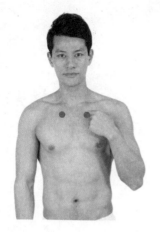

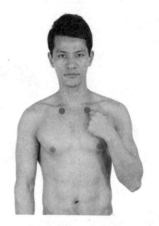

彧中 |宽胸理气|

取穴定位 位于胸部，第一肋间隙，前正中线旁开2寸。

【功能主治】

有宽胸理气、止咳化痰的作用。主治咳嗽、痰多、胸痛、气喘。

俞府 |止咳平喘|

取穴定位 位于胸部，锁骨下缘，前正中线旁开2寸。

【功能主治】

有止咳平喘、和胃降逆的作用。主治咳嗽、气喘、胸痛、呕吐。

经穴疗法

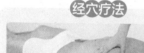

按摩 用拇指按揉彧中100～200次，每天坚持，能够改善咳嗽、气喘等。

艾灸 用艾条温和灸彧中5～10分钟，每天1次，可改善胸痛、咳嗽、痰多等。

经穴疗法

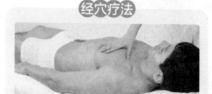

按摩 用拇指按揉俞府100～200次，每天坚持，能够改善咳嗽、胸痛等。

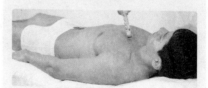

艾灸 用艾条温和灸俞府5～10分钟，每天1次，可改善呕吐、气喘等。

九穴心包手厥阴，

天池天泉曲泽深。

郄门间使内关对，

大陵劳宫中冲寻。

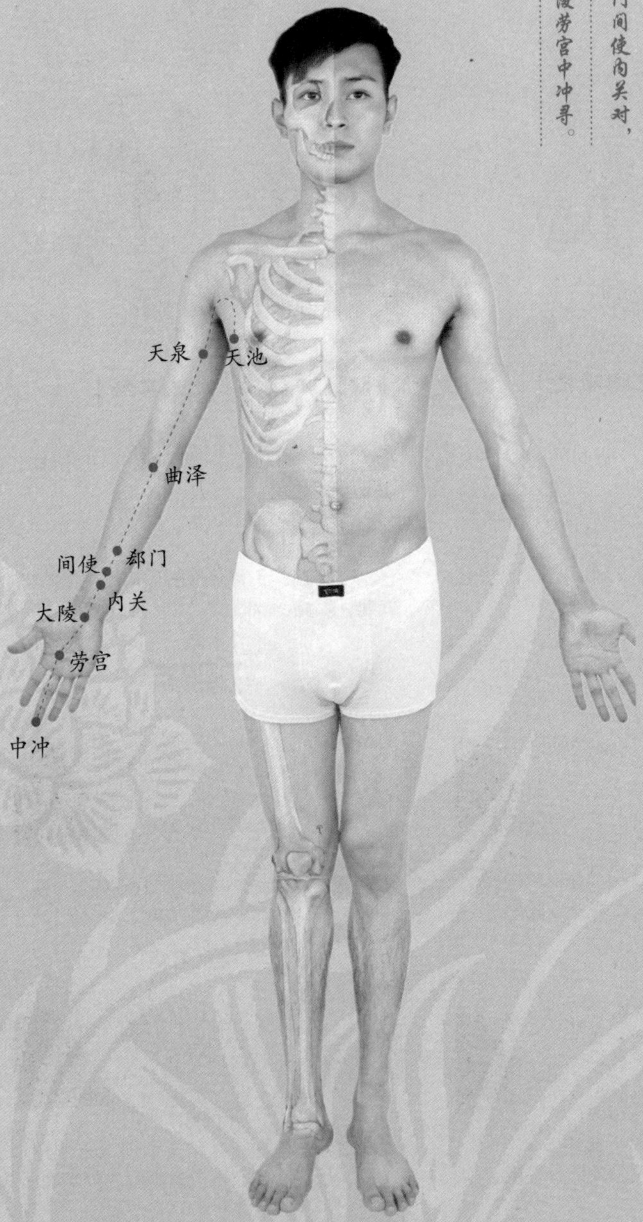

天泉 ● 天池

曲泽

间使 ● 郄门

大陵 内关

劳宫

中冲

第十章

手厥阴心包经

——宽胸理气，清肺止咳

●手厥阴心包经起于胸中，出属心包络，向下穿过膈肌，络于上、中、下三焦。其分支从胸中分出，出胁部当腋下3寸处天池穴，向上至腋窝下，沿上肢内侧中线入肘，过腕部，入掌中，沿中指桡侧至末端中冲穴。另一分支从掌中分出，沿无名指尺侧端行，经气于关冲穴与手少阳三焦经相接。

与心包经相关的病症

心包经经脉循行在胸中与肾经相衔接，属心包，络三焦，在无名指与三焦经相接。当心包经受到侵袭发生病变时，经络不畅通，会出现失眠、多梦、易醒、口疮、口臭、全身痛痒、健忘等症状。心包经功能下降影响到脏腑时，会出现心悸、心烦、心闷、心痛、心翳、神志失常症状，严重时会眼大无神、面色枯黄。心包经经气异常时，会出现胸痛、头痛发热、便秘、目赤、上肢疼痛、晕眩、呼吸困难、目黄等症状。

针对心包经的保养

可运用子午流注法，按时循经取穴法，在每天戌时（19：00—21：00）对手厥阴心包经取穴。在这个时段切忌晚餐油腻，否则易产生亢热而导致胸中产生烦闷、恶心症状。在日常生活中，采用按摩、刮痧、艾灸等方法对心包经循行路线进行刺激，有助于强化心脏功能，养心安神，可以使人心情愉悦，从而释放压力。

天池 | 宽胸理气、活血化瘀 |

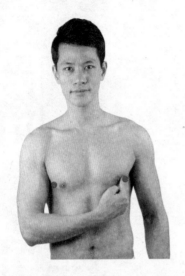

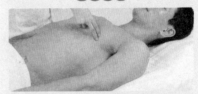

按摩 合并食指、中指，两指揉按天池 100 ~ 200 次，每天坚持，能缓解胸闷、气喘、咳嗽等。

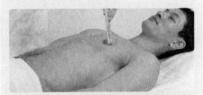

艾灸 用艾条温和灸天池 5 ~ 10 分钟，每天 1 次，长期坚持，可改善心痛、咳嗽、胸闷等。

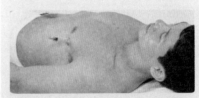

拔罐 用拔罐器将气罐扣在天池上，留罐 5 ~ 10 分钟，隔天 1 次，可治疗咳嗽。

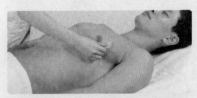

刮痧 用面刮法从中间向两侧刮拭天池 3 ~ 5 分钟，隔天 1 次，可改善乳痈、心烦。

取穴定位 位于胸部，第四肋间隙，前正中线旁开 5 寸。

【穴位释疑】

天，天部；池，储液之池。此穴名意指心包外输高温水气在此穴冷凝为地部经水。

【功能主治】

有宽胸理气、活血化瘀的作用。主治心痛、咳嗽、胸闷、气喘、心烦、乳痛。

【配伍治病】

天池配列缺、丰隆，可治咳嗽。
天池配内关，可治心痛。
天池配支沟，可治胁肋痛。

天泉 |活血通脉、宽胸理气|

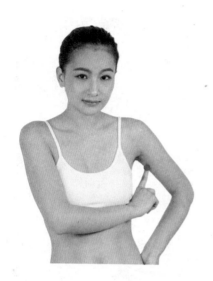

取穴定位　位于臂内侧，腋前纹头下2寸，肱二头肌的长、短头之间。

【穴位释疑】

天，天部；泉，泉水。此穴名意指心包经的下行经水是从高处飞落而下。

【功能主治】

有活血通脉、宽胸理气的作用。主治咳嗽、心悸、心痛、胸胁胀痛、前臂内侧冷痛。

【配伍治病】

天泉配内关、通里，可治心痛、心悸。
天泉配肺俞、支沟，可治咳嗽、胸胁痛。
天泉配侠白、曲池、外关，可治上肢痿痹。

经穴疗法

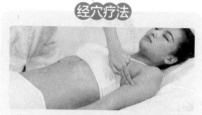

按摩　合并食指、中指，两指揉按天泉100～200次，每天坚持，能够缓解咳嗽、心悸。

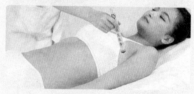

艾灸　用艾条温和灸天泉5～10分钟，长期坚持，可治疗前臂内侧冷痛。

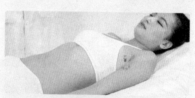

拔罐　用拔罐器将气罐扣在天泉上，留罐5～10分钟，隔天1次，可改善心悸、心痛。

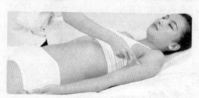

刮痧　用角刮法从上向下刮拭天泉3～5分钟，隔天1次，可缓解心痛、心悸等。

曲泽 |清心平躁、和胃降逆|

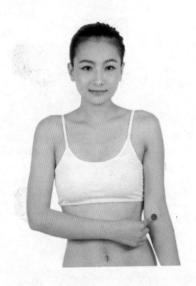

取穴定位 位于肘横纹中，肱二头肌肌腱的尺侧缘凹陷中。

【穴位释疑】
曲，隐秘的意思；泽，沼泽的意思。此穴名意指心包经气血在此汇合。

【功能主治】
有清心平躁、和胃降逆的作用。主治心悸、心痛、烦躁不安、善惊、热病、胃痛、呕吐。

【配伍治病】
曲泽配内关、大陵，可治疗心胸痛。
曲泽配神门、鱼际，可治疗呕血。
曲泽配委中、曲池，可治疗高热中暑。

经穴疗法

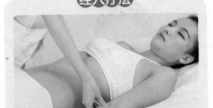

按摩 用拇指弹拨曲泽100～200次，能改善心悸、心痛、胃痛等症状。

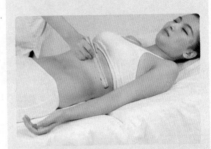

艾灸 用艾条温和灸曲泽5～10分钟，每天1次，可缓解善惊、心痛。

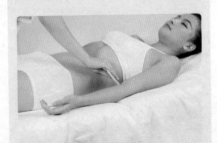

刮痧 用角刮法从上向下刮拭曲泽3～5分钟，隔天1次，可治疗热病、心悸、心痛、烦躁等。

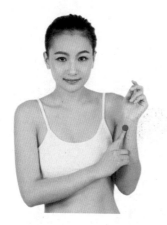
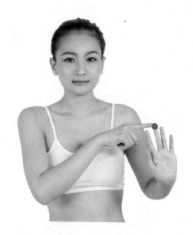

内关 | 宁心安神 |

取穴定位 位于前臂掌侧，腕横纹上2寸，掌长肌腱与桡侧腕屈肌腱之间。

【功能主治】
有宁心安神、理气止痛的作用。主治呕吐、呃逆、心痛、心悸、热病、癫狂病。

中冲 | 清热开窍 |

取穴定位 位于手中指末节尖端中央。

【功能主治】
有清热开窍、利喉舌的作用。主治中风昏迷、舌强不语、热病、心痛、小儿惊风。

经穴疗法

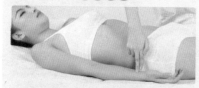

按摩 合并食指、中指揉按内关100～200次，每天坚持，能够缓解呕吐、呃逆。

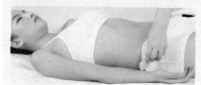

艾灸 用角刮法刮拭内关3～5分钟，隔天1次，可缓解癫狂病、热病、心悸等。

经穴疗法

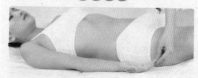

按摩 用拇指指尖掐按中冲10～15次，每天坚持，能够改善中风昏迷、热病。

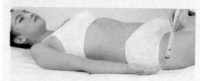

艾灸 用艾条温和灸中冲5～10分钟，每天1次，可治疗心痛。

经穴歌诀

关冲液门掌中渚，
阳池外关支沟平。
会宗三阳络四渎，
天井一寸冷渊清。
消泺臑会肩天髎，
天牖翳风瘈脉鸣。
颅息角孙耳门后，
耳和丝竹齿目宁。

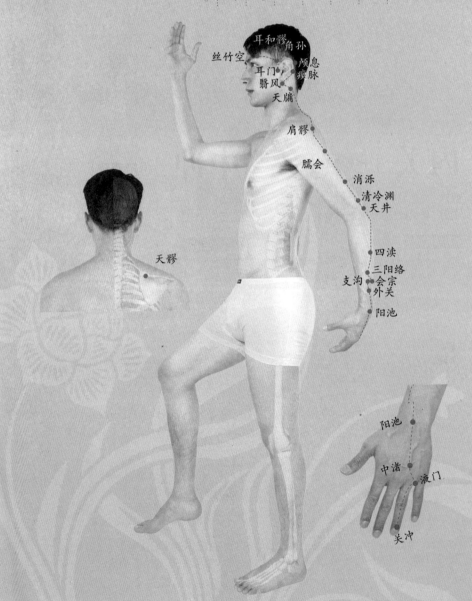

第十一章

手少阳三焦经

——三焦通，则内外左右上下皆通

●手少阳三焦经起于无名指尺侧指甲根角旁的关冲穴，向上沿无名指尺侧至手腕背面，上行尺骨、桡骨之间，通过肘尖，沿上臂外侧向上至肩部，向前行入缺盆，布于膻中，散络心包，穿过膈肌，属上、中、下三焦。其分支从膻中分出，上行出缺盆，至肩部，左右交会并与督脉相会于大椎，上行到项，沿耳后直上出耳上角，再屈曲下行至面颊，到眶下部。另一分支从耳后进入耳中，出走耳前，经上关穴前，与前脉交叉于面颊部，到达目外眦。

与三焦经相关的病症

三焦经与人体的脏腑三焦相关。三焦的功能相当于人体的膜系统，掌握水分和可溶性物质的正常进出，起着调节内分泌功能的作用。内分泌失调就会影响全身各部位的正常运转，其相关的部位、器官有耳、眼、头、腮腺、扁桃体、膜系统等。三焦经经络不畅时，会出现偏头痛、耳鸣耳聋、咽喉肿痛、眼痛等头面五官症，以及经脉循行处疼痛和运动障碍。三焦发生病变时，会出现心烦胸闷、脾胃胀痛、遗尿、大小便异常等症状。

针对三焦经的保养

可运用子午流注法，按时循经取穴法，在每天亥时（21：00—23：00）对手少阳三焦经取穴。此时是人体内分泌系统最活跃的时候，此时休息是对三焦经最好的保养。在日常生活中，可沿经络循行拍打、刮痧、拔罐、按摩等，对三焦经进行保养。

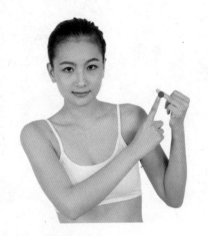

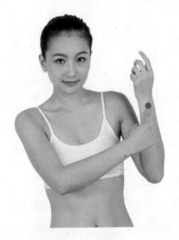

关冲 |泻热开窍|

取穴定位 位于手指第四指末节尺侧，距指甲角侧上方 0.1 寸。

【功能主治】

有泻热开窍、清利喉舌、活血通络的作用。主治耳鸣、头痛、目翳、舌强、咽喉肿痛、热病、中暑。

阳池 |清热通络|

取穴定位 位于腕背侧远端横纹中，指伸肌肌腱的尺侧缘凹陷处。

【功能主治】

有清热通络、通利三焦、益阴增液的作用。主治肩背痛、手腕痛、疟疾、口干。

经穴疗法

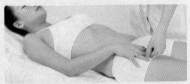

按摩 用拇指指尖掐按关冲 1～2 分钟，每天坚持，可改善头痛、目翳。

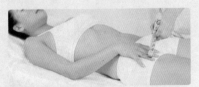

艾灸 用艾条温和灸关冲 5～10 分钟，每天 1 次，可治疗耳鸣、舌强。

经穴疗法

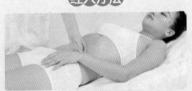

按摩 用拇指指尖掐按阳池 100～200 次，每天坚持，可缓解手腕痛。

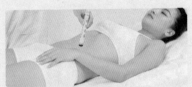

艾灸 用艾条温和灸阳池 5～10 分钟，每天 1 次，可治疗肩背痛、手腕痛。

外关 |清热解表、通经活络|

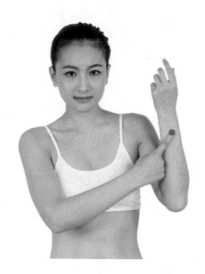

经穴疗法

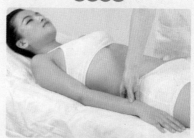

按摩 用拇指指尖垂直掐按外关100～200次，每天坚持，可缓解便秘、头痛、耳鸣。

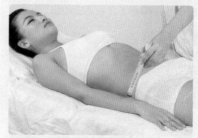

艾灸 用艾条温和灸外关5～10分钟，每天1次，可治疗耳鸣、耳聋、肩背痛等疾病。

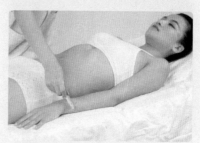

刮痧 用面刮法从上向下刮拭外关3～5分钟，隔天1次，可缓解便秘、伤寒热病、耳鸣等。

**取穴
定位** 位于腕背侧远端横纹上2寸，尺骨与桡骨间隙中点。

【穴位释疑】
外，外部；关，关卡。此穴名意指三焦经气血在此胀散外行，外部气血被关卡不得入。

【功能主治】
有清热解表、通筋活络的作用。主治便秘、头痛、耳鸣、肩背痛、伤寒热病。

【配伍治病】
外关配阳池、中渚，有通筋活络的作用，主治手指疼痛、腕关节疼痛。
外关配太阳、率谷，主治偏头痛。

105

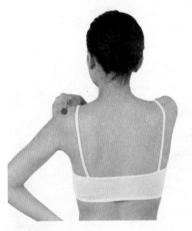

肩髎 | 祛湿通络 |

取穴定位 位于肩部，肩髃后方，当臂外展时，于肩峰后下方呈现凹陷处。

【功能主治】

有祛湿通络的作用。主治肩臂痛、肋间神经痛。

经穴疗法

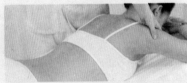

按摩 用拇指揉按肩髎100～200次，每天坚持，可缓解肩臂痛。

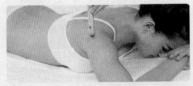

艾灸 用艾条温和灸肩髎5～10分钟，每天1次，可治疗肩臂冷痛、肋间神经痛。

天髎 | 祛风除湿 |

取穴定位 位于肩胛部，肩井与曲垣的中间，肩胛骨上角骨际凹陷处。

【功能主治】

有祛风除湿、通经止痛的作用。主治肩臂痛、落枕、上肢痹痛。

经穴疗法

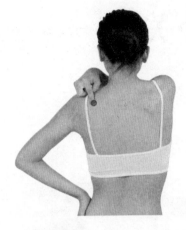

按摩 用拇指按揉天髎100～200次，每天坚持，可缓解肩臂痛、落枕等。

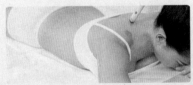

艾灸 用艾条温和灸天髎5～10分钟，每天1次，可治疗肩背冷痛、上肢痹痛等。

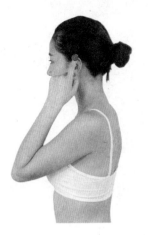 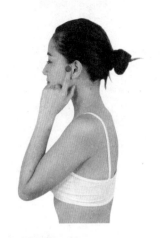

角孙 |消肿止痛|

取穴定位 位于头部，耳尖正对发际处。

【功能主治】

有消肿止痛、祛湿降浊的作用。主治头项痛、耳鸣、牙痛、目翳。

耳门 |开窍聪耳|

取穴定位 位于面部，耳屏上切迹与下颌骨髁状突之间的凹陷中。

【功能主治】

有开窍聪耳、泻热活络的作用。主治牙痛、耳鸣、耳聋。

经穴疗法

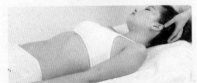

按摩 用拇指按揉角孙100～200次，每天坚持，可改善头项痛、眩晕、耳鸣。

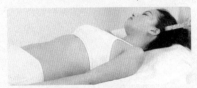

艾灸 用艾条温和灸角孙5～10分钟，每天1次，可治疗牙痛、目翳。

经穴疗法

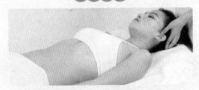

按摩 用拇指按揉耳门100～200次，每天坚持，可改善牙痛、耳鸣。

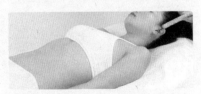

艾灸 用艾条温和灸耳门5～10分钟，每天1次，可改善耳鸣、耳聋。

经穴歌诀

足少阳起瞳子髎，
听会上关颔厌聚。
悬颅悬厘曲鬓中，
率谷天冲浮白中。
头窍阴完骨本神，
阳白临泣目窗顶。
正营承灵脑空分，
风池肩井渊腋通。
辄筋日月京门开，
带脉五枢维道腰。
居髎环跳风市治，
中渎陵泉膝阳关。
阳交外丘光明宜，
阳辅悬钟丘墟外。
足临泣五会侠溪，
止于四趾足窍阴。

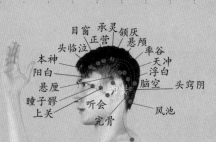

目窗 承灵 颔厌
正营 悬颅
头临泣 率谷
本神 天冲
阳白 浮白
悬厘 脑空 头窍阴
瞳子髎
上关 听会 风池
完骨
肩井
辄筋 渊腋
日月
京门
带脉
五枢
维道
居髎 环跳
风市
中渎
膝阳关
阳陵泉
外丘 阳交
光明 辅
悬钟
丘墟
足临泣
侠溪 地五会
足窍阴

第十二章

足少阳胆经

——常敲胆经，排解积虑，一身轻松

● 足少阳胆经起于目外眦的瞳子髎穴，上行至额角，环绕侧头部，向下循行耳部，至肩入缺盆穴，再走到腋下，沿胸腹侧面，在髋关节与眼外角支脉汇合，然后沿下肢外侧中线下行，经外踝前，至足背，止于足第四趾外侧端的足窍阴穴。

与胆经相关的病症

胆经与人体的脏腑胆相关。胆禀受肝经之余气，贮藏和排泄胆汁，胆汁有疏泄肠道积滞、帮助食物消化和修复肠道疾病的作用。胆经经脉止于窍阴穴与肝经衔接，其循行过程中与之相联系的部位有眼、头、关节、颈、微血管、胆。胆经受到侵袭发生病变时，会导致口干口苦、偏头痛、白发、脱发、怕冷、怕热、经脉所过的部位疼痛、坐骨神经痛。胆发生病变时，会出现胸胁苦满、胆怯易惊、食欲缺乏、喜叹气、失眠、易怒、皮肤萎黄、便秘等症状。

针对胆经的保养

可运用子午流注法，按时循经取穴法，在每天子时（23：00—01：00）对足少阳胆经取穴。如果此时熬夜，人体代谢功能会受到不良影响，体内的废物就无法代谢，新鲜的气血也就无法很好地生成，因此对人体造成的危害很大。日常生活中保养胆经可用刮痧、敲打、按摩等方法对胆经循行部位进行刺激。

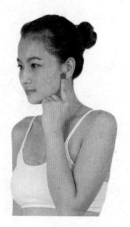

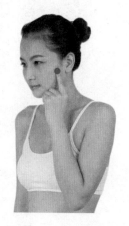

听会 |开窍聪耳|

取穴定位 位于面部，当耳屏间切迹的前方，下颌骨髁突的后缘凹陷中。

【功能主治】

有开窍聪耳、通经活络的作用。主治耳鸣、中耳炎、牙痛、三叉神经痛、口眼㖞斜。

【配伍治病】

听会配睛明、丝竹空、攒竹，有清热止痛的作用，主治目痛、目翳。

听会配合谷、太阳、印堂、颧髎，有祛风活血、活络止痛的作用，主治三叉神经痛。

经穴疗法

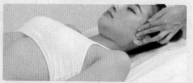

按摩 用食指、中指指腹揉按听会2~3分钟，长期按摩，可改善耳鸣、中耳炎。

上关 |聪耳通络|

取穴定位 位于耳前，当颧弓的上缘凹陷处。

【功能主治】

有聪耳通络、散风镇痉的作用。主治耳鸣、中耳炎、小儿惊风、口眼㖞斜、耳鸣。

经穴疗法

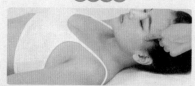

按摩 用食指指腹揉按上关2~3分钟，长期按摩，可改善耳鸣、中耳炎等。

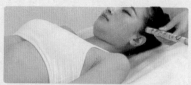

艾灸 用艾条温和灸上关5~10分钟，每天1次，可治疗小儿惊风、口眼㖞斜。

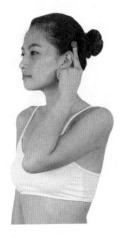

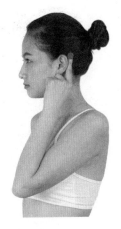

天冲 |祛风定惊|

取穴定位　位于头部，耳根后缘直上，入发际2寸。

【功能主治】

有祛风定惊、清热消肿的作用。主治头痛、牙龈肿痛、癫痫。

浮白 |理气止痛|

取穴定位　位于头部，天冲与完骨的弧形连线的中1/3与上1/3交点处。

【功能主治】

有理气止痛的作用。主治头痛、中风后遗症、目痛、下肢痿痹。

经穴疗法

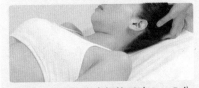

按摩　用拇指指尖揉按天冲3～5分钟，长期按摩，可改善癫痫等。

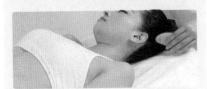

刮痧　用角刮法刮拭天冲2～3分钟，可治疗头痛、牙龈肿痛等。

经穴疗法

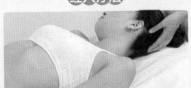

按摩　用拇指指尖揉按浮白3～5分钟，长期按摩，可改善头痛、中风后遗症。

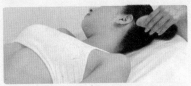

刮痧　用角刮法刮拭浮白2～3分钟，可不出痧，可治疗目痛、下肢痿痹。

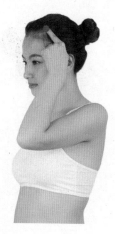

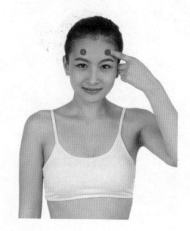

本神 |调神开窍|

取穴定位 位于头部，前发际上0.5寸，头正中线旁开3寸。

【功能主治】

有调神开窍的作用。主治头痛、目眩、癫痫、失眠、颈项强痛。

经穴疗法

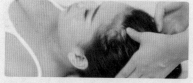

按摩 用拇指指尖揉按本神2～3分钟，长期按摩，可改善头痛、目眩等。

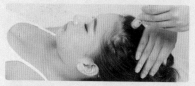

艾灸 用艾条温和灸本神5～10分钟，每天1次，可治疗目眩、癫痫、失眠、颈项强痛等。

阳白 |清头明目|

取穴定位 位于前额部，瞳孔直上，眉上1寸。

【功能主治】

有清头明目、祛风泻热的作用。主治头痛、眩晕、目痛、目痒、目翳。

经穴疗法

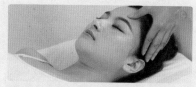

按摩 用手指指腹按揉阳白2～3分钟，长期按摩，可改善头痛、眩晕、目痛等。

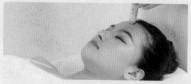

艾灸 用艾条温和灸阳白5～10分钟，每天1次，可治疗目痒、目翳等。

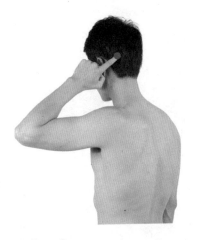

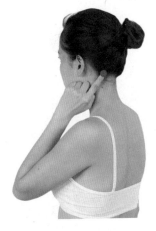

脑空 |醒脑宁神|

取穴定位 位于脑部，当枕外隆凸的上缘外侧，头正中线旁开2.25寸。

【功能主治】

有醒脑宁神、散风清热的作用。主治目眩、鼻衄、发热、癫痫、头痛、颈项强痛。

经穴疗法

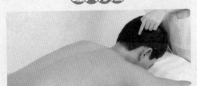

按摩 用食指指尖揉按脑空3～5分钟，长期按摩，可改善目眩、鼻衄、癫痫等。

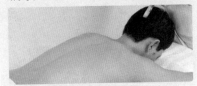

艾灸 用艾条温和灸脑空5～10分钟，每天1次，可治疗哮喘、癫痫、心悸等病症。

风池 |平肝息风|

取穴定位 位于胸锁乳突肌上端与斜方肌上端之间的凹陷中。

【功能主治】

有平肝息风、通利官窍的作用。主治耳鸣、头痛、眩晕、中风、颈痛、口眼㖞斜。

经穴疗法

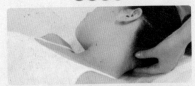

按摩 用拇指指腹揉按风池3～5分钟，长期按摩，可改善头痛、眩晕等。

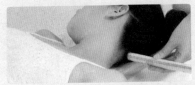

艾灸 用艾条温和灸风池5～10分钟，每天1次，可治疗耳鸣、中风、口眼㖞斜。

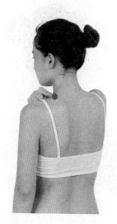

肩井 | 祛风活络 |

取穴定位 位于肩上，第七颈椎棘突与肩峰最外侧点连线的中点上。

【功能主治】

有祛风活络的作用。主治肩部酸痛、肩周炎、高血压、中风、落枕、乳痈。

经穴疗法

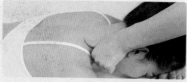

按摩 用拇指指腹按揉肩井3～5分钟，长期按摩，可改善肩部酸痛、肩周炎等。

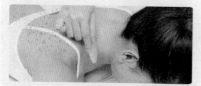

刮痧 用面刮法刮拭肩井2～3分钟，隔天1次，可治疗肩周炎、乳痈。

渊腋 | 理气宽胸 |

取穴定位 位于侧胸部，腋中线上，第四肋间隙中。

【功能主治】

有理气宽胸、消肿通经的作用。主治胸胁胀痛、腋下肿、肩臂疼痛。

经穴疗法

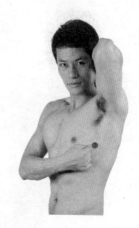

按摩 用食指、中指指尖按揉渊腋2～3分钟，长期按摩，可改善胸胁胀痛等。

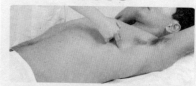

艾灸 用艾条温和灸渊腋5～10分钟，每天1次，可治疗腋下肿、肩臂疼痛等。

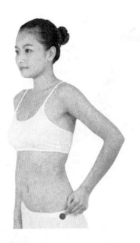

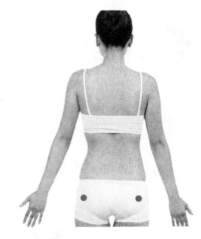

居髎 |舒筋活络|

取穴
定位　位于髋部，髂前上棘与股骨大转子最凸点连线的中点处。

【功能主治】
有舒筋活络、益肾强健的作用。主治疝气、下肢痿痹、腰腿痛。

环跳 |利腰腿|

取穴
定位　位于臀部，股骨大转子最凸点与骶管裂孔连线的外 1/3 与内 2/3 交点处。

【功能主治】
有利腰腿、通经络的作用。主治下肢痿痹、坐骨神经痛、腰痛、半身不遂。

经穴疗法

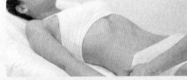

按摩　用手掌大鱼际按擦居髎 5 ~ 10 分钟，长期按摩，可改善疝气、下肢痿痹等。

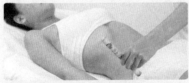

艾灸　用艾条温和灸居髎 5 ~ 10 分钟，每天 1 次，可治疗腰腿痛等。

经穴疗法

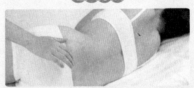

按摩　用手掌大鱼际擦按环跳 5 ~ 10 分钟，长期按摩，可改善下肢痿痹。

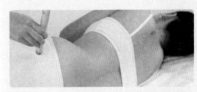

艾灸　用艾条温和灸环跳 5 ~ 10 分钟，每天 1 次，可治疗腰痛、半身不遂等。

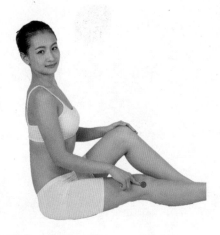

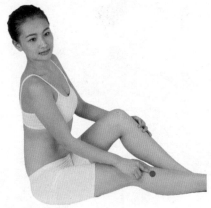

膝阳关 |疏利关节|

取穴定位 位于膝外侧，股骨外上髁后上缘，股二头肌腱与髂胫束之间的凹陷处。

【功能主治】

有疏利关节、祛风化湿的作用。主治膝关节炎、下肢瘫痪、膝关节炎、小腿麻木。

阳陵泉 |疏肝解郁|

取穴定位 位于小腿外侧，当腓骨头前下方凹陷处。

【功能主治】

有疏肝解郁、强健腰膝的作用。主治口苦、呕吐、吞酸、胁痛、下肢痿痹、膝关节炎。

经穴疗法

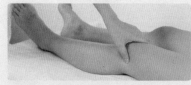

按摩 用拇指指尖揉按膝阳关3~5分钟，长期按摩，可改善膝关节炎、下肢瘫痪。

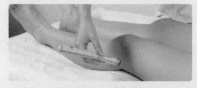

艾灸 用艾条温和灸膝阳关5~10分钟，每天1次，可治疗小腿麻木等。

经穴疗法

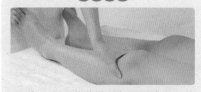

按摩 用手指指腹按揉阳陵泉3~5分钟，长期按摩，可改善下肢痿痹、膝关节炎。

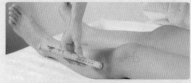

艾灸 用艾条温和灸阳陵泉5~10分钟，每天1次，可治疗口苦、呕吐等。

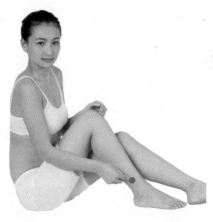

悬钟 |平肝息风|

取穴定位 位于小腿外侧，外踝尖上3寸处，腓骨前缘。

【功能主治】

有平肝息风、疏肝益肾的作用。主治腹满、食欲缺乏、腰痛、半身不遂、下肢痿痹、足胫挛痛。

经穴疗法

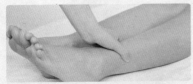

按摩 用手指指腹按揉悬钟3～5分钟，长期按摩，可改善腹满、食欲缺乏、腰痛等。

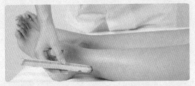

艾灸 用艾条温和灸悬钟5～10分钟，每天1次，可治疗半身不遂、下肢痿痹、足胫挛痛等。

丘墟 |健脾利湿|

取穴定位 位于足外踝前下方，趾长伸肌肌腱的外侧凹陷处。

【功能主治】

有健脾利湿、舒筋活络的作用。主治目视不明、胸胁痛、疟疾、颈肿、小腿酸痛、下肢痿痹。

经穴疗法

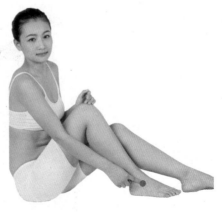

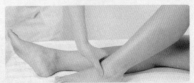

按摩 用拇指指尖揉按丘墟3～5分钟，长期按摩，可改善目视不明、胸胁痛等。

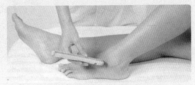

艾灸 用艾条温和灸丘墟5～10分钟，每天1次，可治疗颈肿、下肢痿痹等。

经穴歌诀

大敦行间太冲奇，
中封蠡沟中都郄。
膝关曲泉包五里，
阴廉急脉章门期。

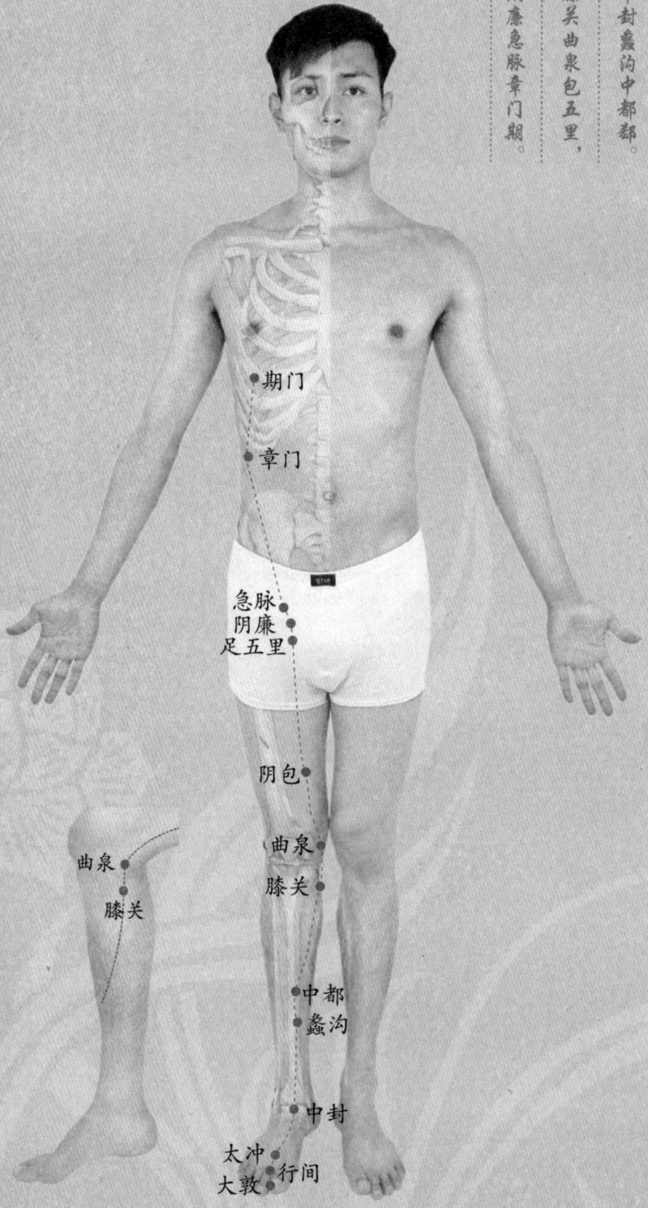

期门
章门
急脉
阴廉
足五里
阴包
曲泉
膝关
中都
蠡沟
中封
太冲
行间
大敦
曲泉
膝关

第十三章

足厥阴肝经

——泄肝火，解肝郁，养肝血

● 足厥阴肝经起于足大趾外侧趾甲角旁的大敦穴，沿足背内侧向上，经过内踝前一寸处中封穴，上行小腿内侧与三条阴经的三阴交交会，至内踝上8寸处交出于足太阴脾经的后面，至膝内侧曲泉穴沿大腿内侧中线，环绕阴器，至小腹，行于胸腹部，止于乳下2肋的期门穴。

与肝经相关的病症

肝经和肝、胆、胃、肺、膈、眼、头、咽喉都有关系。肝经属肝，络胆，在肺中与手太阴肺经相接。肝和人的情绪紧密相连，肝经出现异常，人就会烦躁、情绪低落，与之相联系的脏器功能就不能得到很好的发挥，进而影响全身健康。肝脏在人体中起着疏泄和藏血的功能，肝经受到侵袭会出现下列问题：口苦口干、头目晕眩、头顶重坠、眼睛干涩、胸胁胀痛、胸胁苦满、情志抑制、脂肪肝、月经不调、乳腺增生、前列腺肥大、胸胁胀痛、肋间神经痛、小腹胀痛等。

针对肝经的保养

可运用子午流注法，按时循经取穴法，在每天丑时（1:00—3:00）对足厥阴肝经取穴。此时是肝经经气旺盛的时候，我们应该仰卧休息，"卧则血归于肝"就是这个道理。只要在适当的时辰好好休息，整个人就像充足了电一样精神饱满。日常生活中保养肝经可用刮痧、敲打、按摩等方法对肝经循行路线进行刺激，促进身体健康。

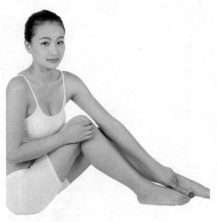

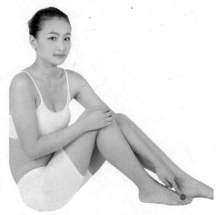

大敦 |调经通淋|

取穴定位 位于足大趾末节外侧，距趾甲角0.1寸。

【功能主治】

有调经通淋、回阳救逆的作用。主治疝气、月经不调、阴挺、闭经、小儿惊风、神昏。

经穴疗法

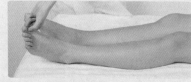

按摩 用拇指指尖掐按大敦3～5分钟，每天坚持，能够改善疝气。

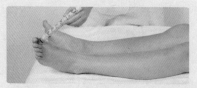

艾灸 用艾条温和灸大敦5～10分钟，每天1次，可治疗疝气、月经不调、闭经。

行间 |调经止痛|

取穴定位 位于足背侧，第一、第二趾间，趾蹼缘后方赤白肉际处。

【功能主治】

有调经止痛、息风活络的作用。主治疝气、少腹疼痛、月经不调、胁痛、癫痫、中风、脚膝肿痛。

经穴疗法

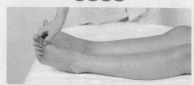

按摩 用拇指指尖掐按行间3～5下，每天坚持，能够改善少腹疼痛、月经不调。

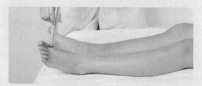

艾灸 用艾条温和灸行间5～10分钟，每天1次，可治疗胁痛、脚膝肿痛。

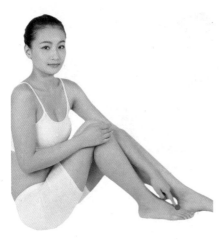

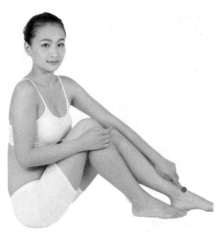

太冲 | 疏肝养血 |

取穴定位 位于足背侧，第一、二跖骨间，跖骨底结合部前方凹陷处。

【功能主治】

有疏肝养血、清利下焦的作用。主治遗尿、月经不调、目赤肿痛、黄疸、淋证、失眠、小儿惊风。

中封 | 清泄肝胆 |

取穴定位 位于足背侧，当足内踝前，胫骨前肌肌腱的内侧凹陷处。

【功能主治】

有清泄肝胆、调理下焦的作用。主治少腹痛、疝气、遗精、小便不利。

经穴疗法

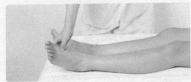

按摩 用拇指指尖掐按太冲3～5下，每天坚持，能够改善目赤肿痛。

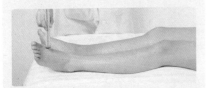

艾灸 用艾条温和灸太冲5～10分钟，每天1次，可治疗遗尿、月经不调等疾病。

经穴疗法

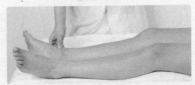

按摩 用拇指指尖用力掐按中封3～5下，每天坚持，能够改善少腹痛。

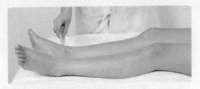

刮痧 用点刮法刮拭中封3～5分钟，隔天1次，可缓解胁肋痛、遗精、疝气。

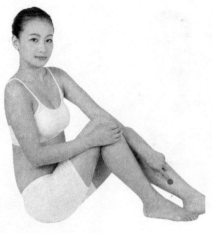
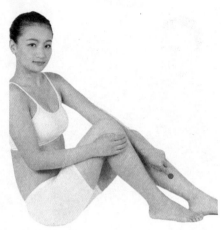

蠡沟 |调经止带|

取穴定位 位于小腿内侧,足内踝尖上5寸,胫骨内侧面的中央。

【功能主治】

有调经止带、疏肝理气的作用。主治疝气、下肢痹痛、月经不调、赤白带下、崩漏、阴茎痛。

经穴疗法

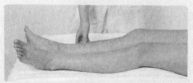

按摩 用拇指指尖用力掐按蠡沟3~5下,每天坚持,能够改善月经不调、阴茎痛。

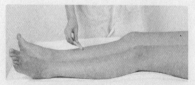

刮痧 用面刮法从上而下刮拭蠡沟3~5分钟,隔天1次,可治疗月经不调、下肢痹痛等。

中都 |调经止血|

取穴定位 位于小腿内侧,足内踝尖上7寸,胫骨内侧面的中央。

【功能主治】

有疏肝理气、调经止血的作用。主治少腹痛、疝气、痛经、遗精、崩漏、恶露不尽、泄泻。

经穴疗法

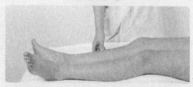

按摩 用拇指按揉中都100~200次,每天坚持,能够缓解少腹痛。

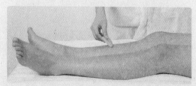

刮痧 用面刮法从上而下刮拭中都3~5分钟,隔天1次,可缓解少腹痛,治疗痛经、崩漏等。

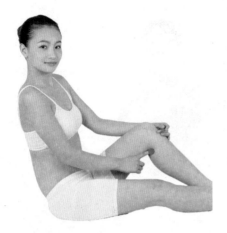

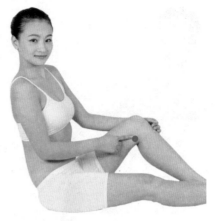

膝关 |散风祛湿|

取穴定位 位于小腿内侧，胫骨内上髁的后下方，阴陵泉穴后1寸。

【功能主治】

有散风祛湿、疏通关节的作用。主治疝气、膝痛、下肢痹痛。

曲泉 |清利湿热|

取穴定位 位于膝部腘横纹内侧端，股骨内侧髁的后缘，半腱肌、半膜肌止端前缘凹陷处。

【功能主治】

有清利湿热、通调下焦的作用。主治小便不利、膝痛、下肢痹痛、膝痛。

经穴疗法

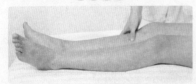

按摩 用拇指按揉膝关100～200次，每天坚持，能够改善膝痛。

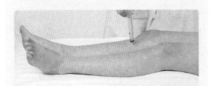

艾灸 用艾条温和灸膝关5～10分钟，每天1次，可改善下肢痹痛、膝痛等。

经穴疗法

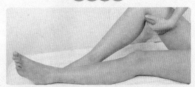

按摩 用拇指按揉曲泉100～200次，每天坚持，能够缓解膝痛。

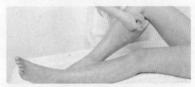

刮痧 用角刮法从上向下刮拭曲泉3～5分钟，隔天1次，可缓解下肢痹痛。

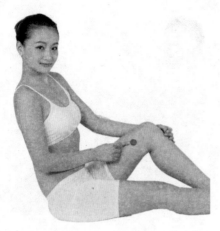

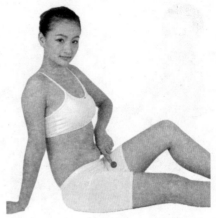

阴包 |利尿调经|

取穴定位 位于大腿内侧，当髌底上4寸，股内肌与缝匠肌之间。

【功能主治】

有利尿调经的作用。主治遗尿、小便不利、月经不调。

足五里 |疏肝止痛|

取穴定位 位于大腿内侧根部，气冲直下3寸，动脉搏动处。

【功能主治】

有疏肝止痛、清利下焦湿热的作用。主治腹痛、小便不利。

经穴疗法

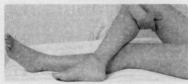

按摩 用拇指按揉阴包100～200次，每天坚持，能够改善月经不调。

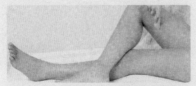

刮痧 用角刮法从上向下刮拭阴包3～5分钟，隔天1次，能够治疗小便不利。

经穴疗法

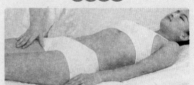

按摩 用拇指按揉足五里100～200次，每天坚持，能够缓解腹痛。

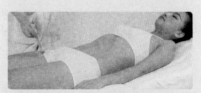

艾灸 用艾条温和灸足五里5～10分钟，每天1次，可缓解小便不利。

期门

|健脾疏肝、理气活血|

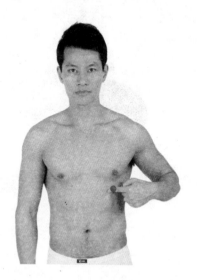

经穴疗法

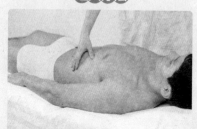

按摩 用拇指按揉期门100～200次，每天坚持，能够缓解胸胁痛、吞酸。

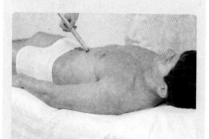

艾灸 用艾条温和灸期门5～10分钟，每天1次，可改善呕吐、胸胁痛症状。

取穴定位 位于胸部，第六肋间隙，前正中线旁开4寸。

【穴位释疑】

期，期望、约会之意；门，出入的门户。此穴名意指天之中部的水湿之气由此输入肝经。

【功能主治】

有健脾疏肝、理气活血的作用。主治胸胁痛、吞酸、呕吐、乳痈。

【配伍治病】

期门配肝俞、膈俞，主治胸胁胀痛。
期门配内关、足三里，主治呃逆。
期门配阳陵泉、中封，主治黄疸。

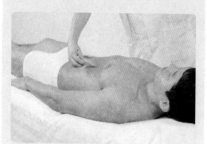

刮痧 用面刮法从上到下再由内到外刮拭期门3～5分钟，隔天1次，能够治疗胸胁痛、吞酸。

经穴歌诀

督脉行于脊中央，
二十八穴始长强。
腰俞阳关入命门，
悬枢脊中中枢长。
筋缩至阳上灵台，
神道身柱陶道开。
大椎哑门进风府，
脑户强间后顶扬。
百会前顶通囟会，
上星神庭素髎对。
水沟兑端在唇上，
龈交上齿眉印堂。

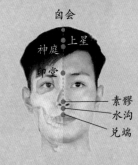

百会
后顶
强间
脑户
风府
哑门

囟会
上星
神庭
印堂
素髎
水沟
兑端

大椎
陶道
身柱
神道
灵台
至阳
中枢
筋缩
脊中
悬枢
命门
腰阳关
腰俞
长强

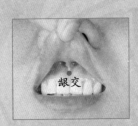

龈交

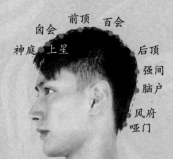

前顶
囟会
百会
神庭
上星
后顶
强间
脑户
风府
哑门

第十四章

督脉

——为『阳脉之海』，补养肾气

● 督脉起于小腹内胞宫，下出会阴部，向后行于腰背正中至尾骶部的长强穴，沿脊柱上行，经项后部至风府穴，进入脑内，沿头部正中线，上行至巅顶百会穴，经前额下行鼻柱至鼻尖的素髎穴，过人中，至上齿正中的龈交穴。

与督脉相关的病症

督脉主干循行于身后正中线，按十四经流注与足厥阴肝经衔接，交于任脉，联系的脏腑器官主要有胞中（包含下焦、肝、胆、肾、膀胱）、心、脑、喉、目。督脉阳气过盛时，会引发颈背腰疼、颈部发硬、烦躁易怒、失眠多梦等病症。督脉虚寒时，会产生畏寒肢冷、走路摇摆不定、头晕目眩、手足震颤、抽搐、麻木中风、神经衰弱、健忘、痴呆、精神分裂以及经脉所过部位疾病，如痔疮、脱肛、子宫脱垂等。

针对督脉的保养

保养督脉没有特定的时间，可随时进行。用艾条温和灸督脉上的命门穴、腰阳关穴，每次10~15分钟，可以对督脉起到很好的保养作用，还可以提升人体阳气，增强抵抗力。用刮痧板沿督脉进行刮痧，可以缓解头痛、热病、颈背腰痛等症状。

长强 |解痉止痛、调畅通淋|

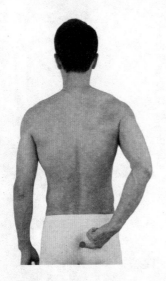

取穴定位 位于尾骨端下,当尾骨端与肛门连线的中点处。

【穴位释疑】
长,指长久;强,指强盛、强大。气血经本穴向外输出时强劲、饱满而且源源不断,故名。

【功能主治】
有解痉止痛、调畅通淋的作用。主治痔疮、泄泻、便秘、腰脊痛、尾骶骨痛、腰神经痛、遗精、阳痿、肾虚。

【配伍治病】
长强配承山,有舒筋活络的作用,防治痔疮。长强配小肠俞,有润肠通便的作用,可防治便秘、淋证。

经穴疗法

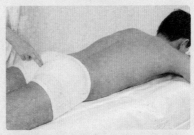

按摩 用食指、中指指尖着力,揉按长强 3 ~ 5 分钟。长期按摩有益气升阳的功效,对遗精、阳痿、肾虚有很好的改善作用。

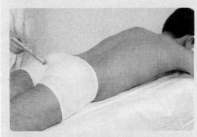

艾灸 用艾条回旋灸长强 10 分钟,每天 1 次,可治疗痔疮、泄泻、便秘等病症。

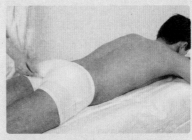

刮痧 用角刮法由上至下刮拭长强,以出痧为度,隔天 1 次,可治疗腰脊痛、尾骶骨痛、腰神经痛等病症。

腰俞 |调经止痛、散寒除湿|

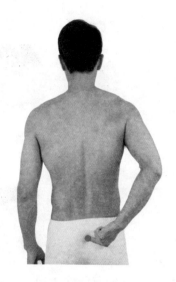

经穴疗法

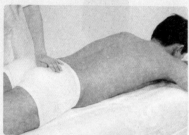

按摩 用大鱼际揉按腰俞，以局部有酸胀感为宜，每天1次，可治疗腰脊强痛、下肢痿痹等病症。

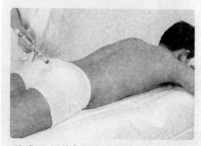

艾灸 用艾条温和灸腰俞3～5分钟，每天1次，可治疗腹泻、便秘、痔疮、月经不调等病症。

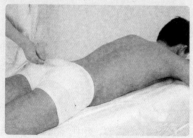

刮痧 用角刮法刮拭腰俞，稍出痧即可，隔天1次，可治疗腰脊冷痛、癫痫等病症。

取穴定位 位于骶部，后正中线上，正对骶管裂孔。

【穴位释疑】
腰，指腰部；俞，指输送、运输的意思。由本穴输送气血至腰部各个部位，故名。

【功能主治】
有调经止痛、散寒除湿的作用。主治腰脊冷痛、下肢痿痹、月经不调、腹泻、便秘、痔疮、癫痫。

【配伍治病】
腰俞配太冲，防治脊强反折、抽搐。
腰俞配膀胱俞、长强、气冲、上髎、下髎、居髎，防治腰脊酸痛、冷痛。

腰阳关 |祛寒除湿、舒筋活络|

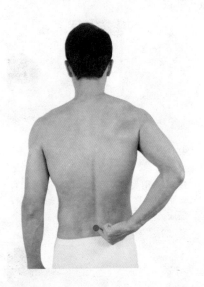

经穴疗法

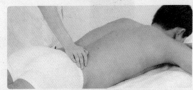

按摩 用手掌大鱼际着力，揉按腰阳关 2～3 分钟，坚持按摩，可缓解坐骨神经痛、腰腿痛。

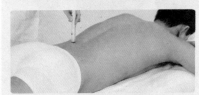

艾灸 用艾条温和灸腰阳关 10～15 分钟，每天 1 次，可治疗膀胱炎、遗精、阳痿、月经不调。

取穴定位 位于腰部，后正中线上，第四腰椎棘突下凹陷中。

【穴位释疑】

腰，指腰部；阳，指阳气；关，指关卡。阳气上传时，经过本穴整顿只有部分可继续上传。

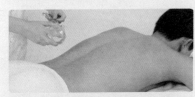

拔罐 用闪罐法拔腰阳关，以潮红发热为度，有强健腰肌的功效，长期使用，可治疗腰痛、四肢厥冷。

【功能主治】

有祛寒除湿、舒筋活络的作用。主治坐骨神经痛、腰腿痛、四肢厥冷、下肢痿痹、膀胱炎、遗精、阳痿、月经不调。

【配伍治病】

腰阳关配肾俞、次髎、委中，防治腰腿疼痛。腰阳关配腰夹脊、秩边、承山、飞扬，防治坐骨神经痛。

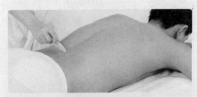

刮痧 用角刮法刮拭腰阳关 1～2 分钟，稍出痧即可，每天 1 次，可治疗腰骶疼痛、下肢痿痹。

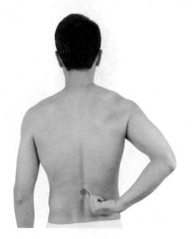

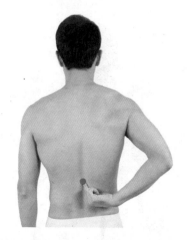

命门 |补肾壮阳|

取穴定位 位于腰部，后正中线上，第二腰椎棘突下凹陷中。

【功能主治】

有补肾壮阳的作用。主治遗尿、尿频、赤白带下、腰痛、脊强反折、手足逆冷、遗精、阳痿、早泄。

经穴疗法

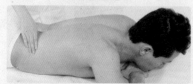

按摩 用拇指揉按命门100～200次，长期按摩，可改善遗尿、尿频、赤白带下。

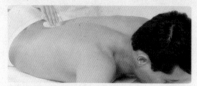

刮痧 用面刮法刮拭命门1～2分钟，每天1次，可治疗遗精、阳痿、早泄等。

悬枢 |助阳健脾|

取穴定位 位于腰部，后正中线上，第一腰椎棘突下凹陷中。

【功能主治】

有助阳健脾、通调肠气的作用。主治腰部疾病、腹胀、腹痛、完谷不化、泄泻、痢疾、痔疮、脱肛。

经穴疗法

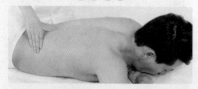

按摩 用拇指指腹揉按悬枢2～3分钟，长期坚持，可防治腰部疾病，促进消化。

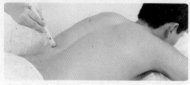

艾灸 用艾条温和灸悬枢10～15分钟，每天1次，可治疗腹胀、腹痛、完谷不化等。

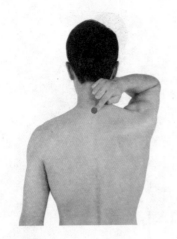

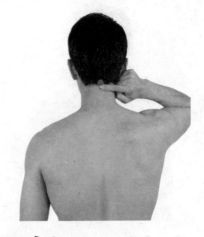

大椎 |祛风散寒|

取穴定位 位于后正中线上，第七颈椎棘突下凹陷中。

【功能主治】

有祛风散寒、截疟止痛的作用。主治风疹、热病、疟疾、咳嗽、气喘、骨蒸、肩背痛。

哑门 |散风息风|

取穴定位 位于项部，后发际正中直上0.5寸，第二颈椎棘突上际凹陷中。

【功能主治】

有散风息风、开窍醒神的作用。主治中风尸厥、暴喑、舌缓、癫痫、头痛、头晕。

经穴疗法

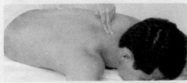

按摩 用食指、中指指腹揉按大椎100～200次。每天按摩，可缓解风疹、热病。

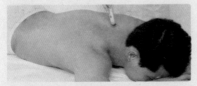

艾灸 用艾条温和灸大椎10～15分钟，每天1次，可治疗咳嗽、气喘、肩背痛等。

经穴疗法

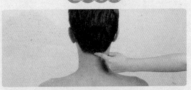

按摩 用食指指腹点按哑门2～3分钟，每天按摩，可改善中风尸厥、癫痫等病症。

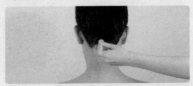

艾灸 用艾条温和灸哑门10～15分钟，每天1次，可治疗暴喑、头痛、头晕。

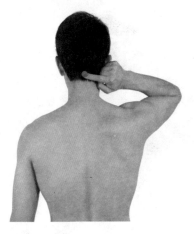

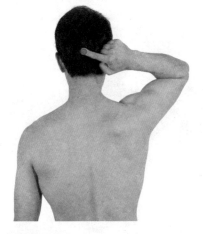

风府 |通关开窍|

取穴定位 位于项部，当后发际正中直上1寸，两侧斜方肌之间凹陷中。

【功能主治】

有通关开窍的作用。主治失音、癫狂、中风、头痛、脊痛、颈项强痛。

脑户 |醒神开窍|

取穴定位 位于头部，后发际正中直上2.5寸，枕外隆凸的上缘凹陷处。

【功能主治】

有醒神开窍、平肝息风的作用。主治癫痫狂、头痛、眩晕、目赤肿痛、目外眦痛、牙痛。

经穴疗法

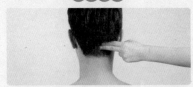

按摩 用食指、中指揉按风府2~3分钟，每天坚持按摩，可改善癫狂、中风。

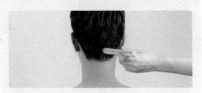

艾灸 用艾条温和灸风府10~15分钟，每天1次，可治疗头痛、脊痛、颈项强痛。

经穴疗法

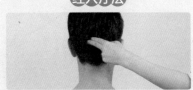

按摩 用食指、中指揉按脑户2~3分钟，长期按摩，可缓解头部疾病。

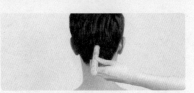

艾灸 用艾条温和灸脑户5~10分钟，每天1次，可治疗头痛、目赤肿痛。

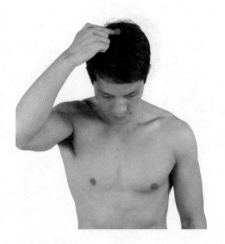

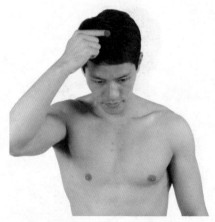

百会 |提神醒脑|

取穴定位 位于头部，前发际正中直上5寸，或两耳尖连线的中点处。

【功能主治】

有提神醒脑、升阳固脱的作用。主治中风失语、头痛、鼻塞、眩晕。

经穴疗法

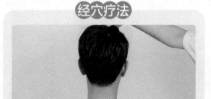

按摩 用拇指指腹揉按百会60～100次，长期按摩，可改善中风失语等。

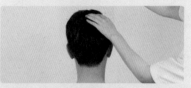

艾灸 用艾条回旋灸百会10～15分钟，每天1次，可治疗头痛、鼻塞、眩晕。

前顶 |息风醒脑|

取穴定位 位于头部，前发际正中直上3.5寸（百会前1.5寸）。

【功能主治】

有息风醒脑、宁神镇静的作用。主治头痛、头晕、目眩、目赤肿痛、惊痫、高血压。

经穴疗法

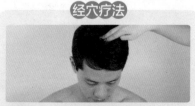

按摩 用食指、中指揉按前顶2～3分钟，可改善头痛、目赤肿痛、高血压。

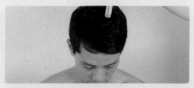

艾灸 用艾条回旋灸前顶10～15分钟，每天1次，可治疗头痛、头晕、目眩、目赤。

印堂 |安神定惊、通鼻开窍|

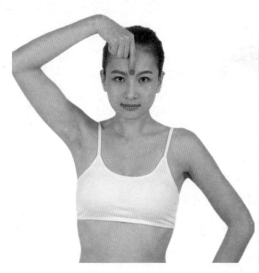

取穴定位　位于额部，两眉内侧端中间凹陷中。

【穴位释疑】

印，图章的意思；堂，庭堂在中间。本穴位于人体面部眉内侧端的中间，故名"印堂"。

【功能主治】

有安神定惊、通鼻开窍的作用。主治头痛、头晕、三叉神经痛、失眠、鼻炎、流鼻涕、高血压、眼疾。

【配伍治病】

印堂配迎香、合谷，治鼻渊、鼻塞。
印堂配太阳、百会、太冲，治头痛、眩晕。

经穴疗法

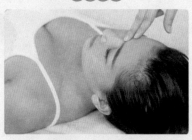

按摩　用食指、中指指腹揉按印堂2～3分钟，长期按摩，有安神定惊、活络的功效，可改善头痛、头晕、三叉神经痛。

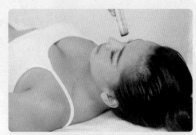

艾灸　用艾条温和灸印堂10分钟，每天1次，可治疗失眠、鼻炎、流鼻涕、高血压等病症。

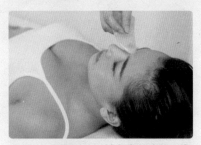

刮痧　用角刮法刮拭印堂2分钟，由上至下，力度轻柔，每天1次，可治疗鼻部疾病、眼部疾病。

任脉起于会阴穴，
曲骨中极关元锐。
石门气海阴交仍，
神阙水分下脘配。
建里中上脘相连，
巨阙鸠尾蔽骨下。
中庭膻中慕玉堂，
紫宫华盖璇玑夜。
天突结喉是廉泉，
唇下宛宛承浆舍。

承浆

廉泉

璇玑
紫宫
中尾
膻脘
鸠里
上分
建交
水门
阴石

天突
盖堂
华庭
玉阙脘
中巨脘
中下阙
神海
气元极
关中骨
曲

● 会阴

第十五章

任脉

——为『阴脉之海』，主胞胎

● 起于小腹内胞宫，下出会阴部，经阴阜，沿腹部正中线向上经过关元等穴，到达咽喉部（天突穴），再上行到达下唇内，环绕口唇，交会于督脉之龈交穴，再分别通过鼻翼两旁，上至眼眶下（承泣穴），交于足阳明胃经。

与任脉相关的病症

任脉主干循行于前正中线，按十四经流注与督脉衔接，交于手太阴肺经，联系的部位主要有胞中（包含下焦、肝、胆、肾、膀胱）、咽喉、唇口、目。任脉失调，可引发月经不调、痛经、各种妇科炎症、不孕不育、白带过多、小便不利、疝气、小腹皮肤瘙痒、阴部肿痛、早泄、遗精、遗尿、前列腺疾病等，还可引起腹胀、呕吐、呃逆、食欲缺乏、慢性咽炎、哮喘等消化系统及呼吸系统疾病。

针对任脉的保养

任脉保养没有特定的时间，可随时进行。选取中脘、气海、关元三个穴位，用中指指腹进行按摩，每次3~5分钟，以有微微的麻胀感为宜，也可用艾条温和灸这三穴，每次10~15分钟，对于女性生殖系统有良好的保健养生作用，能保养整个生殖系统，预防早衰。

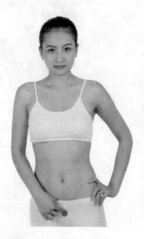
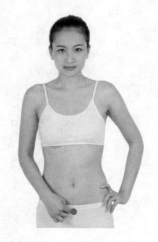

曲骨 |调经止痛|

取穴定位 位于下腹部，前正中线上，耻骨联合上缘的中点处。

【功能主治】
有调经止痛、通利小便的作用。主治月经不调、痛经、遗精、阳痿、阴囊湿疹。

经穴疗法

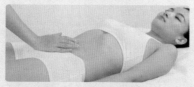

按摩 用手掌根部按揉曲骨2～3分钟，长期按摩，可改善月经不调、痛经等。

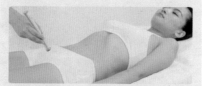

艾灸 用艾条温和灸曲骨5～10分钟，每天1次，可治疗小便不利、遗精。

中极 |益肾兴阳|

取穴定位 位于下腹部，前正中线上，脐中下4寸。

【功能主治】
有益肾兴阳、通经止带的作用。主治精力不济、月经不调、带下、遗精、膀胱炎。

经穴疗法

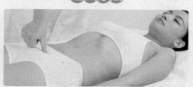

按摩 用拇指顺时针按揉中极3～5分钟，长期按摩，可改善精力不济、月经不调。

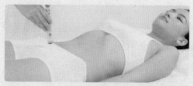

艾灸 用艾条温和灸中极5～10分钟，每天1次，可治疗遗精、精力不济。

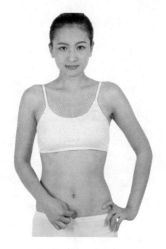 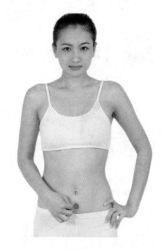

关元 |固本培元|

取穴定位 位于下腹部，前正中线上，脐中下3寸。

【功能主治】

有固本培元的作用。主治癃闭、痛经、尿频、遗精、带下、疝气、腹泻。

经穴疗法

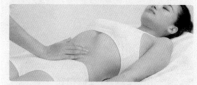

按摩 用手掌根部推揉关元2～3分钟，长期按摩，可改善痛经、尿频等症状。

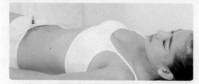

拔罐 用拔罐器将气罐扣在关元上，留罐10～15分钟，隔天1次，可治疗遗精、带下、疝气等病症。

石门 |理气止痛|

取穴定位 位于下腹部，前正中线上，脐中下2寸。

【功能主治】

有理气止痛、通利水道的作用。主治疝气、水肿、带下、崩漏、腹痛、遗精、阳痿。

经穴疗法

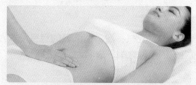

按摩 用手掌掌部用力以顺时针揉按石门3～5分钟，长期按摩，可改善疝气、水肿。

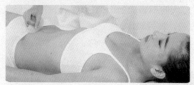

刮痧 用面刮法刮拭石门2分钟，可不出痧，隔天1次，可治疗小便不利、遗精、阳痿等病症。

气海 |益气助阳、调经固经|

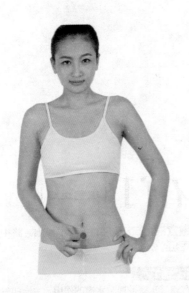

经穴疗法

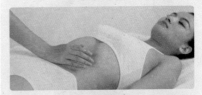

按摩 用手掌鱼际顺时针按揉气海3～5分钟，长期按摩，可改善四肢无力、大便不通等症状。

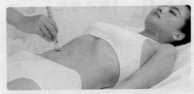

艾灸 用艾条雀啄灸气海5～10分钟，每天1次，可治疗遗尿、气喘、肠炎等病症。

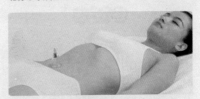

拔罐 用拔罐器将气罐扣在气海上，留罐10～15分钟，可治疗下腹疼痛、四肢无力等病症。

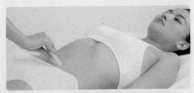

刮痧 用面刮法从上而下刮拭气海30次，可不出痧，隔天1次，可治疗虚脱、虚劳羸瘦。

【取穴定位】 位于下腹部，前正中线上，脐中下1.5寸。

【穴位释疑】
气，指的是元气；海，指汇聚的意思。本穴是元气的汇聚之地。故名为"气海"。

【功能主治】
有益气助阳、调经固经的作用。主治四肢无力、大便不通、遗尿、下腹疼痛、气喘、肠炎、虚脱、虚劳羸瘦。

【配伍治病】
气海配足三里、脾俞、胃俞、天枢，防治腹胀、腹痛、呃逆、便秘。
气海配足三里、合谷、百会，防治胃下垂。

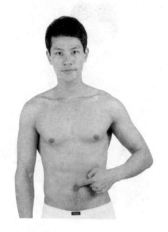 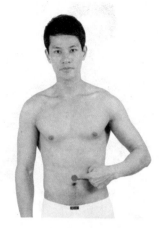

神阙 |温阳救逆|

取穴定位 位于腹中部，脐中央。

【功能主治】

有温阳救逆、利水固脱的作用。主治四肢冰冷、脱肛、腹痛、脐周痛、便秘、水肿。

经穴疗法

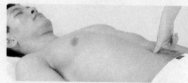

按摩 用拇指指尖点按神阙2～3分钟，长期按摩，可改善四肢冰冷、脱肛等。

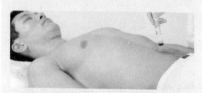

艾灸 用艾条温和灸神阙5～10分钟，可治疗腹痛、脐周痛、小便不利。

水分 |理气止痛|

取穴定位 位于上腹部，前正中线上，脐中上1寸。

【功能主治】

有通调水道、理气止痛的作用。主治恶心、呕吐、胃下垂、腹胀、腹痛、胃炎。

经穴疗法

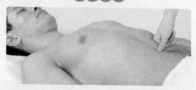

按摩 用拇指指尖点按水分3～5分钟，长期按摩，可改善恶心、呕吐、胃下垂等。

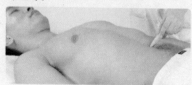

刮痧 用角刮法刮拭水分，以皮肤潮红为度，可治疗腹胀、腹痛、胃炎。

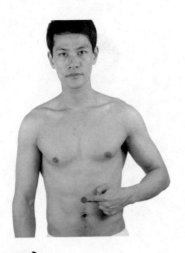

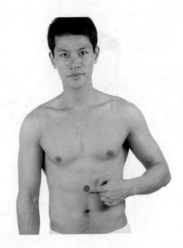

下脘 |健脾和胃|

取穴定位 位于上腹部，前正中线上，脐中上2寸。

【功能主治】

有健脾和胃、降逆止呕的作用。主治饮食不化、胃溃疡、腹胀、胃痛、呕吐。

经穴疗法

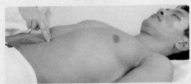

按摩 用食指、中指先顺时针再逆时针按揉下脘3～5分钟，可改善胃溃疡。

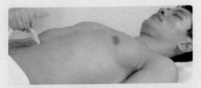

刮痧 用角刮法刮拭下脘2分钟，以出痧为度，隔天1次，可治胃痛、呕吐。

建里 |健脾和胃|

取穴定位 位于上腹部，前正中线上，脐中上3寸。

【功能主治】

有健脾和胃、通降腑气的作用。主治食欲缺乏、胃痛、胃下垂、腹胀、呕吐。

经穴疗法

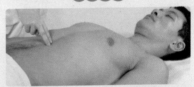

按摩 用食指、中指按揉建里2～3分钟，长期按摩，可改善胃下垂、食欲缺乏。

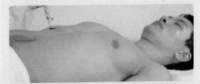

艾灸 用艾条温和灸建里5～10分钟，每天1次，可治疗呕吐、食欲缺乏等。

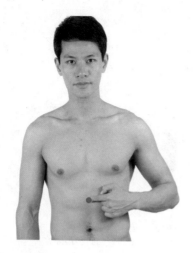

中脘 |和胃健脾|

取穴定位 位于上腹部，前正中线上，脐中上4寸。

【功能主治】

有和胃健脾、降逆利水的作用。主治疳积、便秘、腹胀、呕吐、黄疸、泄泻。

经穴疗法

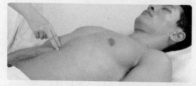

按摩 用食指、中指指尖推揉中脘3～5分钟，长期按摩，可改善便秘、黄疸等。

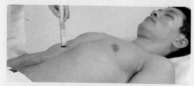

艾灸 用艾条温和灸中脘5～10分钟，每天1次，可治疗呕吐、黄疸、泄泻等。

上脘 |和胃降逆|

取穴定位 位于上腹部，前正中线上，脐中上5寸。

【功能主治】

有和胃降逆、化痰宁神的作用。主治消化不良、水肿、纳呆、癫痫、腹泻、腹胀、呕吐、胃痛。

经穴疗法

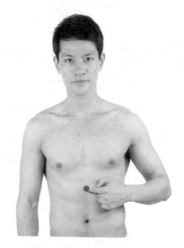

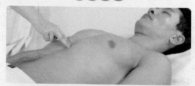

按摩 用食指、中指指腹推揉上脘2～3分钟，长期按摩此穴，可改善消化不良、水肿等。

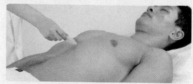

刮痧 用角刮法刮拭上脘，稍出痧即可，隔天1次，可治疗胃痛、呕吐、腹泻、腹胀。

巨阙

宽胸利气、安神宁心

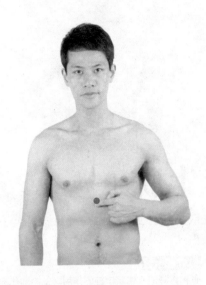

取穴定位 位于上腹部，前正中线上，当脐中上6寸。

【穴位释疑】
巨，指巨大，尊贵；阙，指君王的住所。本穴是心脏脉气汇聚和停驻之处，故名"巨阙"。

【功能主治】
有宽胸利气、安神宁心的作用。主治胸痛、心悸、心烦、气喘、心痛、癫狂痫。

【配伍治病】
巨阙配上脘，有理气止痛的作用，主治腹痛。巨阙配心俞，有清心宁神的作用，主治心悸、失眠、健忘。

经穴疗法

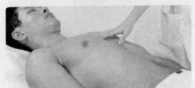

按摩 用拇指指尖点揉巨阙3～5分钟，长期按摩，可改善癫痫、心悸等。

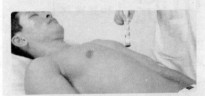

艾灸 用艾条温和灸巨阙5～10分钟，每天1次，可治疗心烦、心痛等。

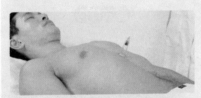

拔罐 用拔罐器将气罐扣在巨阙上，留罐10～15分钟，可治疗心悸、心痛等。

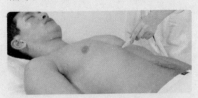

刮痧 用角刮法刮拭巨阙，以出痧为度，隔天1次，可治疗胸痛、心痛等。

膻中 |理气止痛、生津增液|

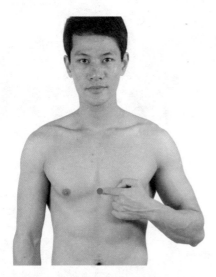

取穴定位　位于胸部，当前正中线上，横平第四肋间，两乳头连线的中点。

【穴位释疑】

膻，这里指胸部；中，指中央。本穴位于胸前正中线上，两乳头连线的中点处，故名。

【功能主治】

有理气止痛、生津增液的作用。主治呼吸困难、咳嗽、心悸、心绞痛、胸痛、乳腺炎、产后乳少。

【配伍治病】

膻中配天突，有理气平喘的作用，主治哮喘。
膻中配肺俞、丰隆、内关，主治咳嗽痰喘。
膻中配厥阴俞、内关，主治心悸、心烦。

经穴疗法

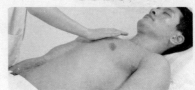

按摩　用手掌大鱼际擦按膻中5～10分钟，长期按摩，可改善呼吸困难、心悸等。

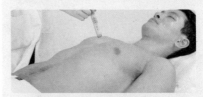

艾灸　用艾条温和灸膻中5～10分钟，每天1次，可治疗心悸、心绞痛、乳腺炎等。

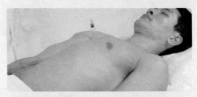

拔罐　用拔罐器将气罐扣在膻中上，留罐10～15分钟，隔天1次，可治疗呼吸困难、咳嗽。

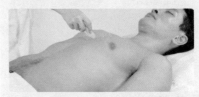

刮痧　用角刮法刮拭膻中，稍出痧即可，隔天1次，可治疗胸痛、腹痛、呼吸困难、咳嗽。

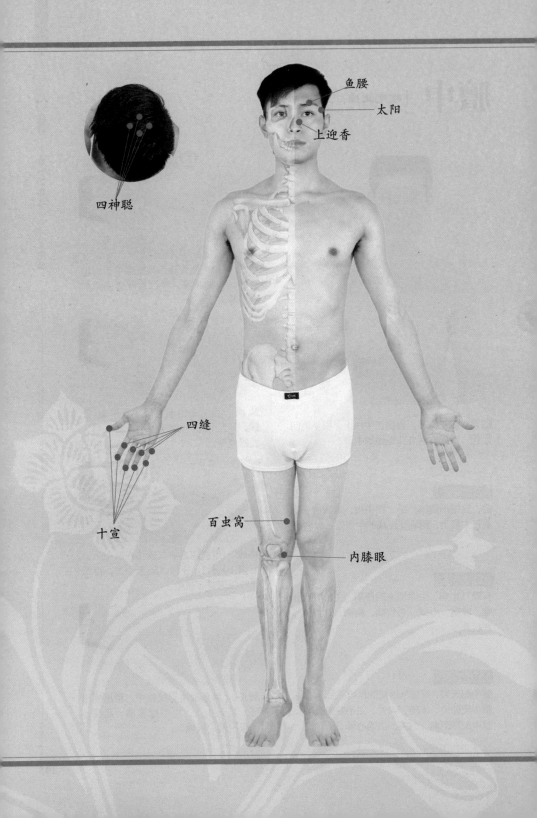

鱼腰

太阳

上迎香

四神聪

四缝

十宣

百虫窝

内膝眼

第十六章

经外奇穴

● 经外奇穴是指不属于十四经脉系统的腧穴，但与人体机能有着密切的关系。经外奇穴位于人体不同的部位，分布较散，有少部分位于十四经脉循行路线上，大多都是在阿是穴的基础上发展而来的，但其所在的部位并没有离开经络系统所分布的领域。

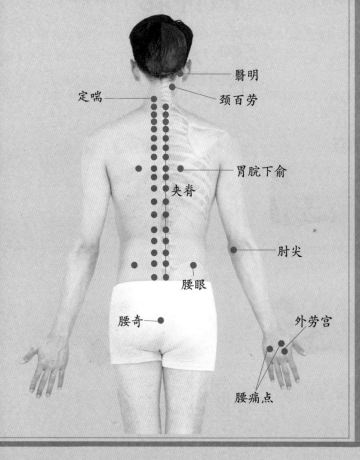

翳明

定喘

颈百劳

胃脘下俞

夹脊

肘尖

腰眼

腰奇

外劳宫

腰痛点

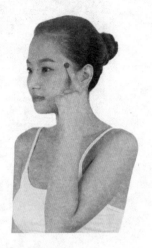
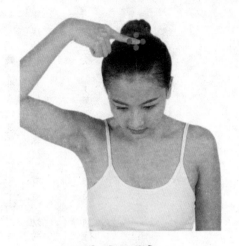

太阳 |清肝明目|

取穴定位 位于颞部，眉梢与目外眦之间，向后约一横指的凹陷处。

【功能主治】

有清肝明目、通络止痛的作用。主治偏头痛、头晕、目眩、眼睛疲劳、牙痛。

经穴疗法

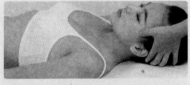

按摩 用拇指指腹顺时针揉按太阳30～50次，长期按摩，有改善视力、预防头痛等作用。

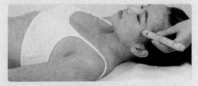

艾灸 用艾条温和灸太阳10分钟，每天1次，可治疗偏头痛、眼睛疲劳、牙痛等。

四神聪 |镇静安神|

取穴定位 位于头顶部，当百会前后左右各旁开1寸，共四穴。

【功能主治】

有镇静安神、清头明目的作用。主治头痛、眩晕、失眠、健忘、神经衰弱。

经穴疗法

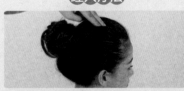

按摩 用食指、中指点按四神聪100～200次，每天坚持按摩，可改善头痛、失眠。

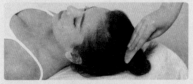

刮痧 用角刮法刮拭四神聪3～5分钟，隔天1次，可治疗头痛、眩晕、失眠、健忘、神经衰弱。

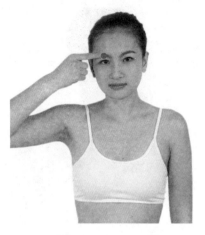

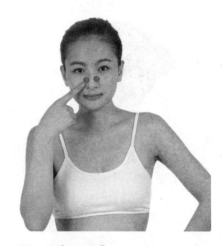

鱼腰 |清热明目|

取穴定位 位于额部，瞳孔直上，眉毛中。

【功能主治】

有疏风通络、清热明目的作用。主治近视、面神经麻痹、视神经炎、三叉神经痛。

上迎香 |宣通鼻窍|

取穴定位 位于面部，鼻翼软骨与鼻甲的交界处，近鼻唇沟上端处。

【功能主治】

有宣通鼻窍的作用。主治鼻部疾病。

经穴疗法

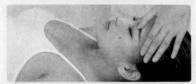

按摩 用拇指指腹揉按鱼腰2~3分钟，可清热明目，改善近视、视神经炎。

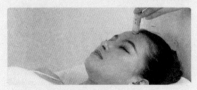

艾灸 用艾条温和灸鱼腰10~15分钟，以皮肤温热为度，可改善视神经炎。

经穴疗法

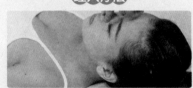

按摩 用指尖揉按上迎香2~3分钟，每天坚持按摩，可预防鼻部疾病。

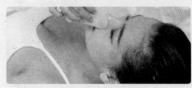

刮痧 用角刮法刮拭上迎香1~2分钟，每天1次，可治疗鼻炎、鼻塞等病症。

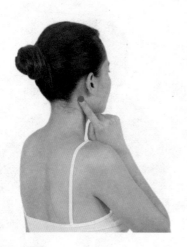
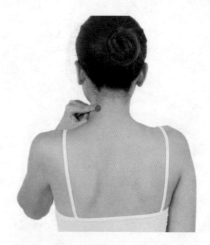

翳明 |明目安神|

取穴定位 位于项部，翳风穴后1寸处。

【功能主治】
有明目安神的作用。主治头痛、耳鸣、失眠、近视、远视。

经穴疗法

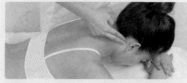

按摩 用食指、中指指尖点揉翳明100次，可防治眼部疾病。

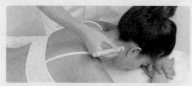

艾灸 用艾条温和灸翳明10～15分钟，每天1次，可治疗头痛、耳鸣、近视。

颈百劳 |养肺止咳|

取穴定位 位于项部，第七颈椎棘突直上2寸，后正中线旁开1寸。

【功能主治】
有养肺止咳、舒筋活络的作用。主治哮喘、肺结核、颈项强痛、角弓反张。

经穴疗法

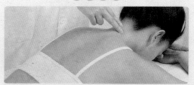

按摩 用食指、中指揉按颈百劳3～5分钟，长期按摩，对哮喘、肺结核有很好的疗效。

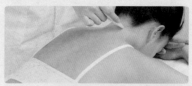

刮痧 用角刮法刮拭颈百劳，以出痧为度，可治疗颈项强痛、角弓反张。

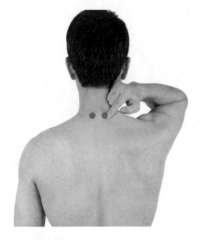

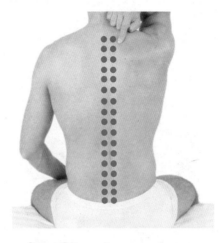

定喘 | 止咳平喘 |

取穴
定位 位于背部，第七颈椎棘突下，后正中线旁开 0.5 寸。

【功能主治】
有止咳平喘的作用。主治喘哮久咳、肺结核、百日咳、支气管炎。

夹脊 | 调节脏腑 |

取穴
定位 位于背腰部，第一胸椎至第五腰椎棘突下两侧，后正中线旁开 0.5 寸。

【功能主治】
有调节脏腑、舒筋活络的作用。主治各脏腑疾病。

经穴疗法

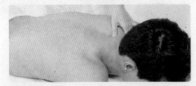

按摩 用拇指指腹推按定喘 1 ~ 3 分钟，长期按摩，可改善哮喘久咳、肺结核。

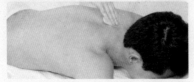

刮痧 用角刮法刮拭定喘，以出痧为度，隔天 1 次，可治疗哮喘、支气管炎。

经穴疗法

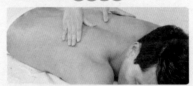

按摩 用双手拇指沿脊柱两侧由上至下反复推揉夹脊 5 分钟，可预防脏腑疾病。

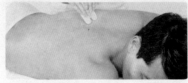

刮痧 用角刮法刮拭夹脊 30 次，以出痧为度，隔天 1 次，可缓解腰背痛。

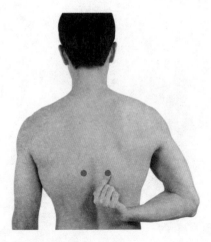

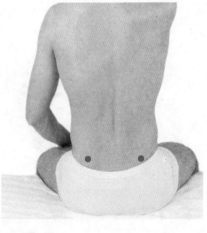

胃脘下俞 | 健脾和胃 |

取穴定位 位于背部，横平第八胸椎棘突下，旁开 1.5 寸。

【功能主治】

有健脾和胃的作用。主治消渴病、胃痛、胸胁痛、胸膜炎、胰腺炎。

经穴疗法

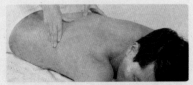

按摩 用拇指指腹揉按胃脘下俞 2～3 分钟，长期按摩，可改善消渴病等。

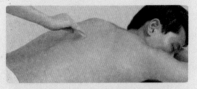

刮痧 用面刮法从上而下刮拭胃脘下俞 3 分钟，每天 1 次，可改善胰腺炎。

腰眼 | 强腰健肾 |

取穴定位 位于腰部，横平第四腰椎棘突下，后正中线旁开约 3.5 寸凹陷中。

【功能主治】

有强腰健肾的作用。主治坐骨神经痛、子宫内膜炎、腰骶疼痛、下肢痿痹、尿频。

经穴疗法

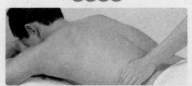

按摩 用手掌大鱼际揉按腰眼 2～3 分钟，每天坚持按摩，可缓解坐骨神经痛。

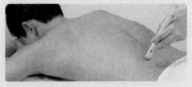

艾灸 用艾条温和灸腰眼 10～15 分钟，每天 1 次，可治疗腹痛、子宫内膜炎。

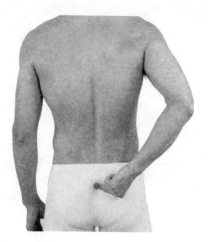
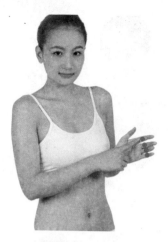

腰奇 |利便通窍|

**取穴
定位** 位于骶部，当尾骨端直上2寸，骶角之间凹陷处。

【功能主治】

有利便通窍、镇惊安神的作用。主治腰脊强痛、坐骨神经痛、便秘、月经不调、头痛、失眠。

经穴疗法

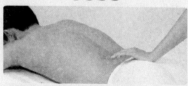

按摩 用大鱼际揉按腰奇2～3分钟，以局部有酸胀感为宜，可缓解坐骨神经痛。

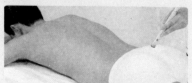

艾灸 用艾条温和灸腰奇3～5分钟，每天1次，可治疗头痛、失眠、月经不调。

四缝 |消食导滞|

**取穴
定位** 位于手第二至第五手指掌面中间指关节横纹的中央。左右共八穴。

【功能主治】

有消食导滞、祛痰化积的作用。主治疳积、胃脘痛、哮喘、神经衰弱、痛风。

经穴疗法

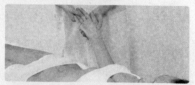

按摩 用拇指指尖掐揉四缝2～3分钟，长期掐揉，可改善疳积、哮喘。

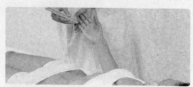

艾灸 用艾条回旋灸四缝10～15分钟，每天1次，可治疗神经衰弱、痛风。

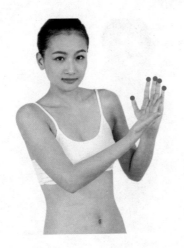

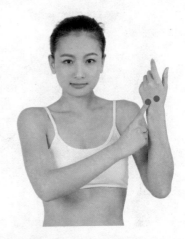

十宣 清热开窍

取穴定位 位于手十指尖端，距指甲游离缘 0.1 寸，左右共十穴。

【功能主治】
有清热开窍、醒神的作用。主治昏迷、晕厥、中暑、癫痫、高热、咽喉炎。

腰痛点 化瘀止痛

取穴定位 位于手背，第二、三掌骨及第四、五掌骨之间，腕背侧远端横纹与掌指关节中点处，一侧两穴。

【功能主治】
有化瘀止痛的作用。主治手背红肿疼痛、头痛、耳鸣、急性腰扭伤、腰肌劳损。

经穴疗法

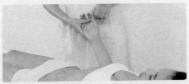

按摩 用拇指指尖对指尖掐揉十宣 100 次，长期掐揉，可改善昏迷、高热。

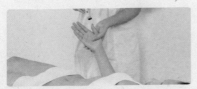

艾灸 用艾条温和灸十宣 10 分钟，每天 1 次，可治疗咽喉炎、中暑。

经穴疗法

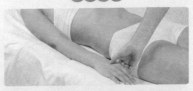

按摩 用拇指指尖顺时针揉按腰痛点 3 ~ 5 分钟，每天按摩，可缓解手背红肿疼痛。

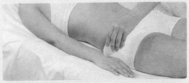

刮痧 用角刮法刮拭腰痛点 2 分钟，稍出痧即可，可治疗急性腰扭伤、腰肌劳损。

人体常用穴位
使用指南

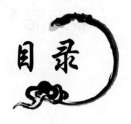

目录

人体经穴定位方法

U0376955

人体经穴定位的依据

2021 年 11 月 26 日，国家市场监督管理总局、国家标准化管理委员会发布了《经穴名称与定位》（GB/T 12346—2021），对十四经穴进行标准化定位。

确定经穴标准部位，是以中医学基础理论和经络学说以及审定穴位的准则为指导的。中医学对人体部位和方位的描述与现代解剖学不完全相同，比如，将上肢的掌心一侧即屈侧称为"内侧"，是手三阴经穴所分布的部位；将手背一侧即伸侧称为"外侧"，是手三阳经穴所分布的部位。将下肢向正中线的一侧称为"内侧"，是足三阴经穴分布的部位；将下肢背正中线的一侧称为"外侧"，下肢的后部称为"后侧"，是足三阳经穴分布的部位。又如，将手足部掌面与背面皮肤的移行处称为"赤白肉际"；掌指关节或跖趾关节都称为"本节"，以关节两端的圆形突起（包括关节囊所覆盖处）为准，区分为"本节前"和"本节后"——即以远端为"前"，近端为"后"。上肢的前后方位则以拇指侧即桡侧为"前"，小指侧即尺侧为"后"。头面躯干部的前后正中线分别为任脉穴和督脉穴的分布部位，是审定分布于其两侧的三阴经穴或三阳经穴的基础。

人体经穴定位的三种方法

经穴定位的方法分三种：体表解剖标志定位法；"骨度"折量定位法；指寸定位法。三者在应用时互相结合，即以体表解剖标志为主，折量各部位的距离分寸，并用手指来比量，从而确定经穴位置。

一、体表解剖标志定位法

体表解剖标志，可分为固定的标志和活动的标志两种。

固定的标志，指各部由骨节和肌肉所形成的突起或凹陷、五官轮廓、发际、指（趾）甲、乳头、脐窝等。例如：于腓骨头前下方定阳陵泉；三角肌尖端部定臂臑；眉头定攒竹；两眉之中间定印堂；两乳头中间定膻中等。

活动的标志，指各部的关节、肌肉、肌腱、皮肤随着活动而出现的空隙、凹陷、皱纹、尖端等。例如：听宫，在耳屏与下颌关节之间，微张口呈凹陷处；曲池，在屈肘时，肘横纹外侧端凹陷处。

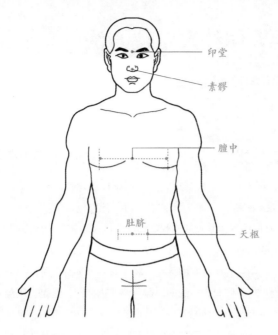

印堂

素髎

膻中

肚脐　　天枢

体表解剖标志定位法

（正面）

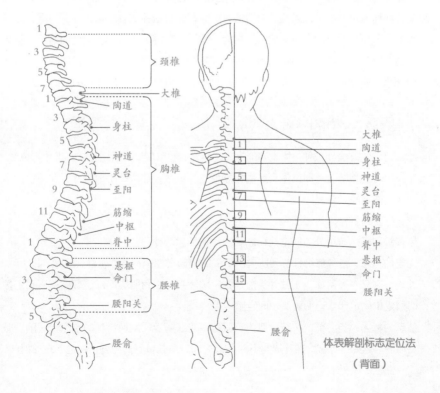

颈椎

大椎

陶道

身柱

神道

灵台

至阳

胸椎

筋缩

中枢

脊中

悬枢

命门

腰椎

腰阳关

腰俞

大椎

陶道

身柱

神道

灵台

至阳

筋缩

中枢

脊中

悬枢

命门

腰阳关

腰俞

体表解剖标志定位法

（背面）

人体各部的主要体表解剖标志

部位	体表标志	说明
头部	1. 前发际正中	头部有发部位的前缘正中
	2. 后发际正中	头部有发部位的后缘正中
	3. 额角（发角）	前发际额部曲角处
	4. 完骨	颞骨乳突
面部	1. 眉间（印堂）	两眉头之间的中点处
	2. 瞳孔或目中	正坐平视，瞳孔中央（目内眦至外眦连线的中点处）
颈、颈部	1. 喉结	喉头凸起处
	2. 第七颈椎棘突	—
胸部	1. 胸骨上窝	胸骨切迹上方凹陷处
	2. 胸剑联合中点	胸骨体和剑突结合部
	3. 乳头	乳头的中央
腹部	1. 脐中（神阙）	脐窝的中央
	2. 耻骨联合上缘	耻骨联合上缘与前正中线的交点处
	3. 髂前上棘	髂骨嵴前部的上方突起处
侧胸、侧腹部	1. 腋窝顶点	腋窝正中央最高点
	2. 第十一肋端	第十一肋骨游离端
背、腰、骶部	1. 第七颈椎棘突	—
	2. 胸椎棘突 1~12，腰椎棘突 1~5，骶正中嵴，尾骨	—
	3. 肩胛冈根部点	肩胛骨内侧缘近脊柱侧点
	4. 肩峰角	肩峰外侧缘与肩胛内连续处
	5. 髂后上棘	髂骨嵴后部的上方突起处
上肢	1. 腋前纹头	腋窝皱襞前端
	2. 腋后纹头	腋窝皱襞后端
	3. 肘横纹	—
	4. 肘尖	尺骨鹰嘴
	5. 腕掌、背侧横纹	尺、桡二骨茎突远端连线上的横纹
下肢	1. 髀枢	股骨大转子
	2. 股骨内侧髁	内辅上
	3. 胫骨内侧髁	内辅下
	4. 臀下横纹	臀与大腿的移行部
	5. 犊鼻（外膝眼）	髌韧带外侧凹陷处的中央
	6. 腘横纹	腘窝处横纹
	7. 内踝尖	内踝向内侧的凸起处
	8. 外踝尖	外踝向外侧的凸起处

二、"骨度"折量定位法

"骨度"折量定位法是指以体表骨节为主要标志折量全身各部的长度和宽度，定出分寸，用于经穴定位的方法。即以《灵枢·骨度》规定了人体各部的分寸为基础，并结合折量分寸（将设定的两骨节点之间的长度折量为一定的等分，每一等分为 1 寸，十等分为 1 尺），作为定穴的依据。

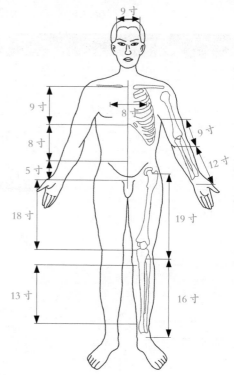

"骨度"折量定位法

（正面）

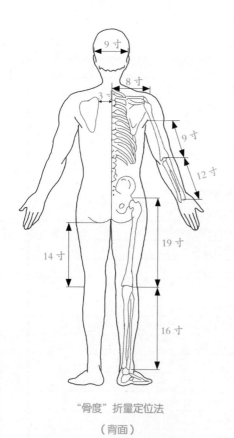

"骨度"折量定位法

（背面）

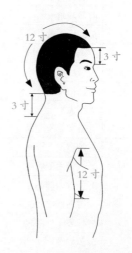

"骨度"折量定位法

（侧面）

4

人体各部的"骨度"折量寸表

部位	起止点	折量分寸	度量法	说明
头面部	前发际正中—后发际正中	12寸	直寸	用于确定头部经穴的纵向距离
	眉间（印堂）—前发际正中	3寸	直寸	用于确定前或后发际及其头部经穴的纵向距离
	第七颈椎棘突下（大椎）—后发际正中	3寸	直寸	—
	眉间（印堂）—后发际正中—第七颈椎棘突下（大椎）	18寸	直寸	—
	前额两发角（头维）之间	9寸	横寸	用于确定头前部经穴的横向距离
	耳后两乳突（完骨）之间	9寸	横寸	用于确定头后部经穴的横向距离
胸腹胁部	胸骨上窝（天突）—胸剑联合中点（歧骨）	9寸	直寸	用于确定胸部任脉穴的纵向距离
	胸剑联合中点（歧骨）—脐中	8寸	直寸	用于确定上腹部经穴的纵向距离
	脐中—耻骨联合上缘	5寸	直寸	用于确定下腹部经穴的纵向距离
	两乳头之间	8寸	横寸	用于确定胸腹部经穴的横向距离
	腋窝顶点—第11肋游离端（章门）	12寸	直寸	用于确定胁肋部经穴的纵向距离
腰背部	肩胛骨内缘—后正中线	3寸	横寸	用于确定腰背部经穴的横向距离
	肩峰缘—后正中线	8寸	横寸	用于确定肩背部经穴的横向距离
上肢部	腋前、后纹头—肘横纹（平肘尖）	9寸	直寸	用于确定臂部经穴的纵向距离
	肘横纹（平肘尖）—腕掌（背）侧横纹	12寸	直寸	用于确定前臂部经穴的纵向距离
下肢部	耻骨联合上缘—股骨内上髁上缘	18寸	直寸	用于确定下肢内侧足三阴经穴的纵向距离
	胫骨内侧髁下方—内踝尖	13寸	直寸	—
	股骨大转子—横纹	19寸	直寸	用于确定下肢外后侧足三阳经穴的纵向距离（臀沟—横纹，相当14寸）
	横纹—外踝尖	16寸	直寸	用于确定下肢外后侧足三阳经穴的纵向距离

三、指寸定位法

指寸定位法是指依据患者本人手指所规定的分寸来量取腧穴的方法。

中指同身寸：以患者的中指中节桡侧两端纹头（拇指、中指屈曲成环形）之间的距离作为1寸。

拇指同身寸：以患者拇指的指间关节的宽度作为1寸。

横指同身寸（一夫法）：患者尺侧手四指并拢，以其中指中节横纹为准，其四指的宽度作为3寸。

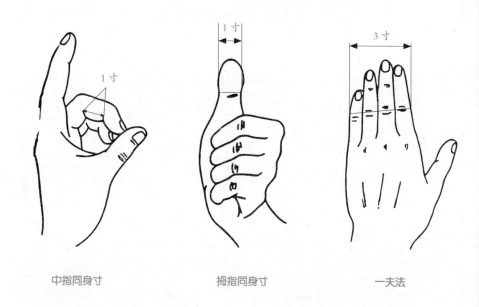

中指同身寸　　　　　　　拇指同身寸　　　　　　　一夫法

此法主要用于下肢部。在具体取穴时，应当在"骨度"折量定位法的基础上，参照被取穴对象自身的手指进行比量，并结合一些简便的活动标志取穴方法，以确定经穴的标准部位。

人体十四经穴

　　所谓"经穴"，是相对于"经外奇穴"来说的，总共有十四条，合称"十四经"，是指人体十二正经加上任脉、督脉的经穴总和。《黄帝内经》分经论穴，记载有穴名150个，总穴数为295个；《针灸甲乙经》系统分类，计有任、督二脉单穴49个，十二经双穴150对，共有经穴349个。按照《中华人民共和国国家标准经穴名称与定位》记载，人体十四经穴共有双穴309对，单穴53个。分别为：肺经11对；大肠经20对；胃经45对；脾经21对；心经9对；小肠经19对；膀胱经67对；肾经27对；心包经9对；三焦经23对；胆经44对；肝经14对。任脉24个；督脉29个。十四经穴是人体腧穴的主要组成部分。

手太阴肺经穴

　　手太阴肺经穴，归属于手太阴肺经的腧穴。据《针灸甲乙经》及《医宗金鉴》等书载，本经首穴是中府，末穴是少商，左右各11穴。

　　手太阴肺经的腧穴主治咳、喘、咯血、咽喉痛等肺系疾病及经脉循行部位的其他病症。

手太阴肺经穴名称与位置

穴名	位置
中府	在胸前壁的外上方，云门下1寸，平第1肋间隙，前正中线旁开6寸
云门	在胸前壁的外上方，肩胛骨喙突内缘，锁骨下窝凹陷处，前正中线旁开6寸
天府	在臂前外侧面，肱二头肌桡侧缘，腋前纹头下3寸处
侠白	在臂前外侧面，肱二头肌桡侧缘，腋前纹头下4寸，或肘横纹上5寸处
尺泽	在肘横纹中，肱二头肌腱桡侧凹陷处
孔最	在前臂前外侧，尺泽与太渊连线上，腕掌侧远端横纹上7寸
列缺	在前臂桡侧缘，腕掌侧远端横纹上1.5寸，拇短伸肌腱与拇长展肌腱之间，拇长展肌腱沟的凹陷中
经渠	在前臂前外侧，桡骨茎突与桡动脉之间凹陷处，腕掌侧远端横纹上1寸
太渊	在腕掌侧远端横纹桡侧，桡动脉搏动处
鱼际	在手掌，第1掌骨桡侧中点赤白肉际处
少商	在手拇指末节桡侧，指甲角侧上方0.1寸

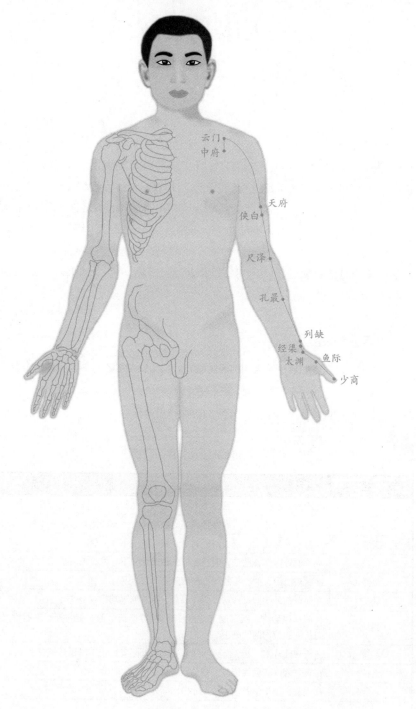

云门
中府

天府
侠白

尺泽

孔最

列缺
经渠　鱼际
太渊

少商

手太阴肺经穴

手阳明大肠经穴

手阳明大肠经穴，归属于手阳明大肠经的腧穴。本经起于商阳，止于迎香，左右各20穴。

手阳明大肠经交会穴有：大椎穴（督脉）、水沟穴（督脉）、地仓穴（足阳明）、秉风穴（手太阳）。

手阳明大肠经腧穴主治头面五官疾病、咽喉病、热病、皮肤病、肠胃病、神志病等及经脉循行部位的其他病症。

虚症：腹痛、腹鸣腹泻、大肠功能减弱、肩膀僵硬、皮肤无光泽、肩酸、喉干、喘息、宿便等。

实症：腹胀、便秘、痔疮、肩背部不适或疼痛、牙疼、皮肤异常、上脘异常等。

手阳明大肠经穴名与位置

穴名	位置
商阳	在手食指末节桡侧，指甲角上方0.1寸
二间	微握拳，在手指，第2掌指关节桡侧远端赤白肉际处
三间	微握拳，在手背，第2掌指关节桡侧近端凹陷处
合谷	在手背，第1、2掌骨间，第2掌骨桡侧的中点处
阳溪	在腕背远端横纹桡侧，手拇指充分外展和后伸时，拇短伸肌腱与拇长伸肌腱之间的凹陷中
偏历	屈肘，在前臂背面桡侧，阳溪与曲池连线上，腕背侧远端横纹上3寸
温溜	屈肘，在前臂背面桡侧，阳溪与曲池连线上，腕背侧远端横纹上5寸
下廉	在前臂背面桡侧，阳溪与曲池连线上，肘横纹下4寸
上廉	在前臂背面桡侧，阳溪与曲池连线上，肘横纹下3寸
手三里	在前臂背面桡侧，阳溪与曲池连线上，肘横纹下2寸
曲池	在肘外侧端，尺泽与肱骨外上髁连线中点
肘髎	在肘后外侧，肱骨外上髁上缘处，髁上嵴的前缘
手五里	在臂外侧，曲池与肩髃连线上，肘横纹上3寸处
臂臑	在臂外侧，三角肌前缘处，曲池与肩髃连线上，曲池上7寸
肩髃	在肩带部，三角肌上，臂外展，或向前平伸时，肩峰外侧缘前下方凹陷处
巨骨	在肩带部，锁骨肩峰端与肩胛冈之间凹陷处
天鼎	在颈前部，胸锁乳突肌后缘，环状软骨旁
扶突	在颈前部，喉结旁，胸锁乳突肌的前、后缘之间
口禾髎	在上唇部，鼻孔外缘直下，水沟旁开0.5寸
迎香	在鼻翼外缘中点旁，鼻唇沟中

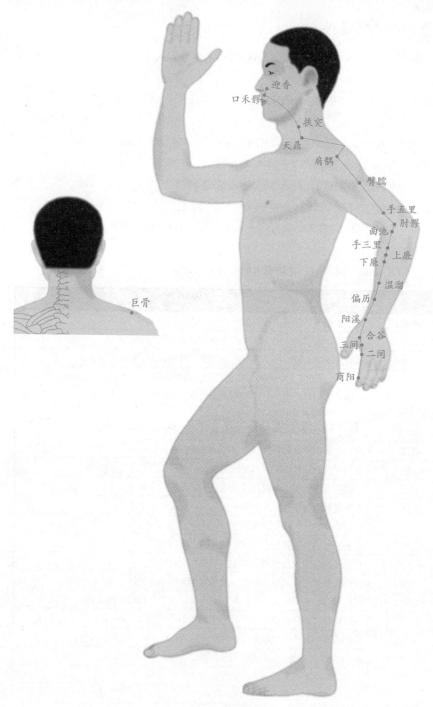

迎香
口禾髎
扶突
天鼎
肩髃
臂臑
手五里
肘髎
曲池
手三里
上廉
下廉
温溜
偏历
阳溪
合谷
三间
二间
商阳
巨骨

手阳明大肠经穴

足阳明胃经穴

足阳明胃经穴，归属于足阳明胃经的腧穴。本经首穴为承泣，末穴为厉兑，左右各45穴。

足阳明胃经穴预防及主治的疾病：①胃肠道疾病，如小儿腹泻、胃胀、胃疼、胃下垂、急性胃痉挛、胃炎、胃神经症、胃及十二指肠溃疡、消化不良、食欲不振、便秘、泄泻、痢疾、胃肠蠕动过慢。②头面部疾病，如痤疮、黄褐斑、头痛、眼痛、牙疼、面神经麻痹、腮腺炎。③其他，如脑卒中偏瘫后遗症、慢性阑尾炎、乳腺增生、白细胞减少症、经脉所过的关节肌肉病。

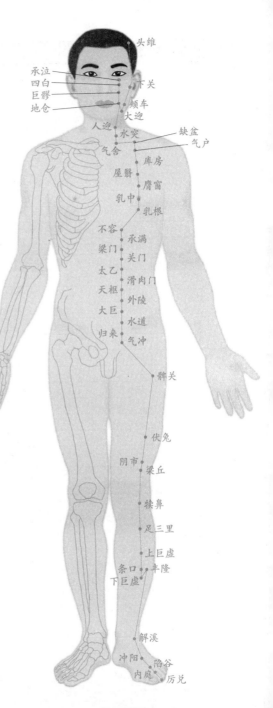

足阳明胃经穴

11

足阳明胃经穴名与位置

穴名	位置
承泣	在面部，瞳孔直下，眼球与眶下缘之间
四白	在面部，眶下孔处
巨髎	在面部，瞳孔直下，平鼻翼下缘处
地仓	在面部，口角旁开 0.4 寸
大迎	在下颌角前方，咬肌附着部的前缘凹陷中，面动脉搏动处
颊车	在面部，下颌角前上方约 1 横指（中指），闭口咬紧牙时咬肌隆起，放松时按之凹陷处
下关	在面部耳前方，颧弓下缘中央与下颌切迹所形成的凹陷中
头维	在头侧部，额角发际直上 0.5 寸，头正中线旁开 4.5 寸
人迎	在颈前部，喉结旁，胸锁乳突肌的前缘，颈总动脉搏动处
水突	在颈前部，胸锁乳突肌的前缘，人迎与气舍连线的中点
气舍	在颈前部，锁骨内侧端的上缘，胸锁乳突肌的胸骨头与锁骨头之间凹陷中
缺盆	在锁骨上窝中央，前正中线旁开 4 寸
气户	在胸部，锁骨下缘，前正中线旁开 4 寸
库房	在胸部，第 1 肋间隙，前正中线旁开 4 寸
屋翳	在胸部，第 2 肋间隙，前正中线旁开 4 寸
膺窗	在胸部，第 3 肋间隙，前正中线旁开 4 寸
乳中	在胸部，第 4 肋间隙，乳头中央，前正中线旁开 4 寸
乳根	在胸部，第 5 肋间隙，前正中线旁开 4 寸
不容	在上腹部，脐中上 6 寸，前正中线旁开 2 寸
承满	在上腹部，脐中上 5 寸，前正中线旁开 2 寸
梁门	在上腹部，脐中上 4 寸，前正中线旁开 2 寸
关门	在上腹部，脐中上 3 寸，前正中线旁开 2 寸
太乙	在上腹部，脐中上 2 寸，前正中线旁开 2 寸
滑肉门	在上腹部，脐中上 1 寸，前正中线旁开 2 寸
天枢	在腹中部，横平脐中，前正中线旁开 2 寸
外陵	在下腹部，脐中下 1 寸，前正中线旁开 2 寸
大巨	在下腹部，脐中下 2 寸，前正中线旁开 2 寸
水道	在下腹部，脐中下 3 寸，前正中线旁开 2 寸
归来	在下腹部，脐中下 4 寸，前正中线旁开 2 寸
气冲	在腹股沟稍上方，耻骨联合上缘，前正中线旁开 2 寸，动脉搏动处
髀关	在大腿前面，髂前上棘与髌底外侧端的连线和耻骨联合下缘水平线的交点处
伏兔	在大腿前外侧，髂前上棘与髌底外侧端的连线上，髌底上 6 寸
阴市	在大腿前外侧，髌底上 3 寸，股直肌肌腱外侧缘
梁丘	屈膝，在大腿前面，股外侧肌与股直肌肌腱之间，髌底上 2 寸
犊鼻	屈膝，在膝部，髌韧带外侧凹陷中
足三里	在小腿前外侧，犊鼻下 3 寸，犊鼻与解溪连线上
上巨虚	在小腿前外侧，犊鼻下 6 寸，犊鼻与解溪连线上
条口	在小腿前外侧，犊鼻下 8 寸，犊鼻与解溪连线上
下巨虚	在小腿前外侧，犊鼻下 9 寸，犊鼻与解溪连线上
丰隆	在小腿前外侧，外踝尖上 8 寸，条口外，胫骨前肌的外缘

穴名	位置
解溪	踝前侧，踝关节前面中央凹陷中，拇长伸肌腱与趾长伸肌腱之间
冲阳	在足背，第2跖骨基底部与中间楔状骨关节处，可触及足背动脉搏动处
陷谷	在足背，第2、3跖骨间，第2跖趾关节近端凹陷处
内庭	在足背，2、3趾间，趾蹼缘后方赤白肉际处
厉兑	在足第2趾末节外侧，距趾甲根角侧后方0.1寸（指寸）

足太阴脾经穴

足太阴脾经穴，归属于足太阴脾经的腧穴。本经起于隐白，止于大包，左右各21穴。

足太阴脾经穴预防及主治的疾病：①消化系统疾病，如消化不良、泄泻、痢疾、便秘。②妇科病，如痛经、月经不调、闭经、月经提前或推迟、盆腔炎、附件炎。③男科疾病，如急慢性前列腺炎、水肿。④其他，如周身不明原因疼痛、关节炎、经脉所过的肌肉软组织疾病。

足太阴脾经穴名与位置

穴名	位置
隐白	在足大趾末节内侧，距趾甲根角侧后方0.1寸（指寸）
大都	在足趾，足大趾本节（第1跖趾关节）远端赤白肉际凹陷处
太白	在足内侧缘，足大趾本节（第1跖趾关节）近端赤白肉际凹陷处
公孙	在足内侧缘，第1跖骨基底的前下方赤白肉际处
商丘	在足内踝前下方，舟骨粗隆与内踝尖连线的中点凹陷处
三阴交	在小腿内侧，足内踝尖上3寸，胫骨内侧缘后方
漏谷	在小腿内侧，内踝尖与阴陵泉的连线上，内踝尖上6寸，胫骨内侧缘后方
地机	在小腿内侧，内踝尖与阴陵泉的连线上，阴陵泉下3寸，胫骨内侧缘后方
阴陵泉	在小腿内侧，胫骨内侧髁后下方与胫骨内侧缘凹陷处
血海	屈膝，在大腿内侧，髌底内侧端上2寸，股内侧肌的隆起处
箕门	在大腿内侧，髌底内侧端与冲门连线上1/3与下2/3交点
冲门	在腹股沟外侧，距耻骨联合上缘中点3.5寸，髂外动脉搏动处的外侧
府舍	在下腹部，脐中下4.3寸，前正中线旁开4寸
腹结	在下腹部，脐中下1.3寸，前正中线旁开4寸
大横	在腹中部，脐中旁开4寸
腹哀	在上腹部，脐中上3寸，前正中线旁开4寸
食窦	在胸外侧部，第5肋间隙，前正中线旁开6寸
天溪	在胸外侧部，第4肋间隙，前正中线旁开6寸
胸乡	在胸外侧部，第3肋间隙，前正中线旁开6寸
周荣	在胸外侧部，第2肋间隙，前正中线旁开6寸
大包	在侧胸部，腋中线上，第6肋间隙处

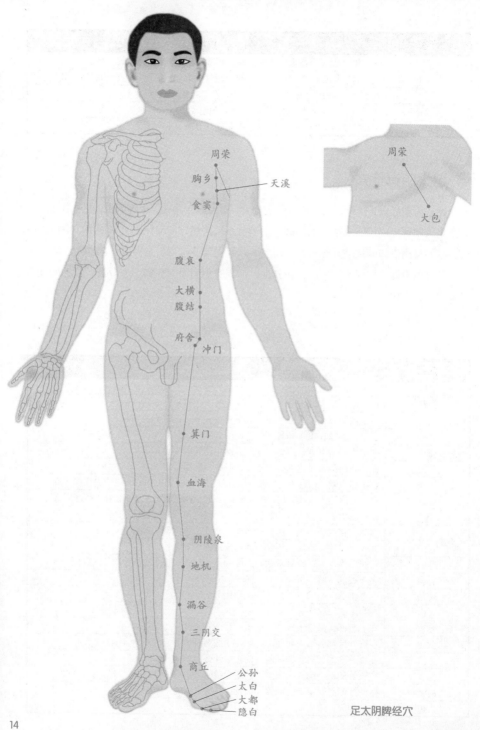

周荣

胸乡　　　　　　天溪

食窦

周荣

大包

腹哀

大横

腹结

府舍

冲门

箕门

血海

阴陵泉

地机

漏谷

三阴交

商丘

公孙

太白

大都

隐白

足太阴脾经穴

14

手少阴心经穴

手少阴心经穴，归属于手少阴心经的腧穴。本经起于极泉，止于少冲，左右各9穴。

手少阴心经穴预防和主治的疾病：①心血管病，包括冠心病、心绞痛、心动过缓、心动过速、心肌缺血、心慌。②精神疾病，包括失眠健忘、神经衰弱、精神分裂、癫痫、神经症。③其他，包括经脉所过的肌肉痛、肋间神经痛。

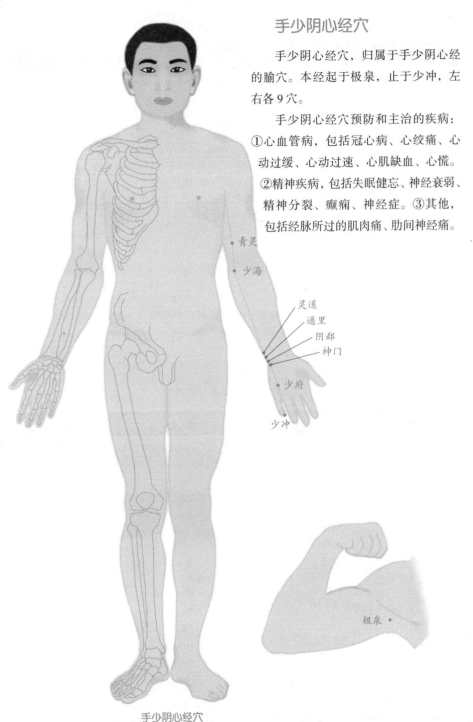

青灵
少海
灵道
通里
阴郄
神门
少府
少冲
极泉

手少阴心经穴

穴名	位置
极泉	在腋窝顶点，腋动脉搏动处
青灵	在臂内侧，极泉与少海的连线上，肘横纹上 3 寸，肱二头肌的内侧沟中
少海	屈肘，在肘横纹内侧端与肱骨内上髁连线的中点处
灵道	在前臂掌侧，尺侧腕屈肌腱的桡侧缘，腕掌侧远端横纹上 1.5 寸
通里	在前臂掌侧，尺侧腕屈肌腱的桡侧缘，腕掌侧远端横纹上 1 寸
阴郄	在前臂掌侧，尺侧腕屈肌腱的桡侧缘，腕掌侧远端横纹上 0.5 寸
神门	在腕部，腕掌侧远端横纹尺侧端，尺侧腕屈肌腱的桡侧凹陷处
少府	在手掌面，第 4、5 掌骨之间，握拳时，小指尖处
少冲	在手小指末节桡侧，指甲根角侧上方 0.1 寸（指寸）

手太阳小肠经穴

手太阳小肠经穴，归属于手太阳小肠经的腧穴。本经起于少泽，止于听宫，左右各 19 穴。

手太阳小肠经穴预防和主治的疾病：①五官病，如咽痛、眼痛、耳鸣耳聋、中耳炎、腮腺炎、扁桃体炎、角膜炎、头痛。②其他，如腰扭伤、肩痛、落枕、失眠、癫痫、经脉所过关节肌肉痛。

手太阳小肠经穴名与位置

穴名	位置
少泽	在手小指末节尺侧，指甲根角侧上方 0.1 寸（指寸）
前谷	在手指，微握拳，小指本节（第 5 掌指关节）尺侧远端赤白肉际处
后溪	在手背，微握拳，小指本节（第 5 掌指关节）尺侧近端赤白肉际处
腕骨	在腕后内侧，第 5 掌骨基底与三角骨之间的赤白肉际凹陷处
阳谷	在腕后内侧，尺骨茎突与三角骨之间的凹陷处
养老	在前臂背面尺侧，尺骨小头近端桡侧凹陷中，腕背横纹上 1 寸
支正	在前臂背面尺侧，阳谷与小海的连线上，腕背侧远端横纹上 5 寸
小海	在肘后内侧，尺骨鹰嘴与肱骨内上髁之间凹陷处
肩贞	在肩关节后下方，臂内收时，腋后纹头直上 1 寸（指寸）
臑俞	在肩带部，腋后纹直上，肩胛冈下缘凹陷中
天宗	在肩胛部，冈下窝中央凹陷处，与第 4 胸椎相平
秉风	在肩胛部，冈上窝中央，天宗直上，举臂有凹陷处
曲垣	在肩胛部，肩胛冈内侧端上缘凹陷中
肩外俞	在背部，第 1 胸椎棘突下，后正中线旁开 3 寸
肩中俞	在背部，第 7 颈椎棘突下，后正中线旁开 2 寸
天窗	在颈外侧部，胸锁乳突肌的后缘，扶突后，与喉结相平
天容	在颈外侧部，下颌角的后方，胸锁乳突肌的前缘凹陷中
颧髎	在面部，颧骨下缘，目外眦直下凹陷处
听宫	在面部，耳屏正中与下颌骨髁突之间的凹陷处

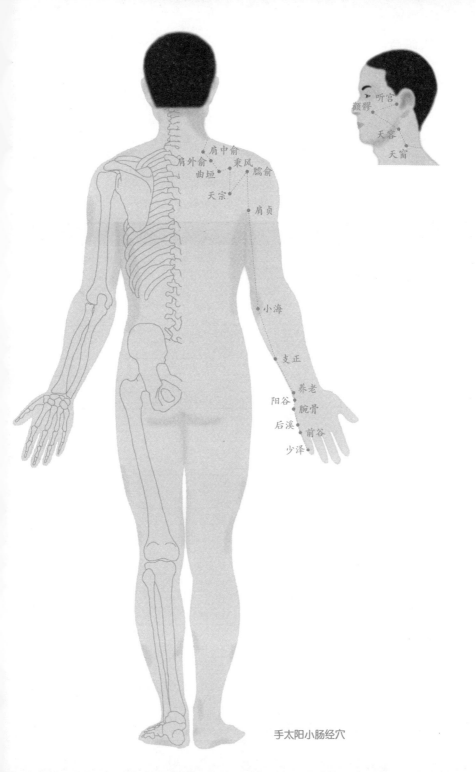

听宫
颧髎
天容
天窗

肩中俞
肩外俞
曲垣
秉风
臑俞
天宗
肩贞

小海

支正

养老
阳谷
腕骨
后溪
前谷
少泽

手太阳小肠经穴

17

足太阳膀胱经穴

足太阳膀胱经穴，归属于足太阳膀胱经的腧穴。据《针灸甲乙经》及《医宗金鉴》等书载述，本经首穴是睛明，末穴是至阴，单侧 67 穴（左右两侧共 134 穴）。

足太阳膀胱经穴预防和主治的疾病：泌尿生殖系统、神经系统、呼吸系统、循环系统、消化系统的病症及本经所过部位的病症，如癫痫、头痛、目疾、鼻病、遗尿、小便不利及下肢后侧部位的疼痛等病症。

足太阳膀胱经穴名与位置

穴名	位置
睛明	在面部，闭目时目内眦内上方 0.1 寸的凹陷处
攒竹	在面部，眉头凹陷中，额切迹处
眉冲	在头部，额切迹直上入发际 0.5 寸，神庭与曲差连线之间
曲差	在头部，前发际正中直上 0.5 寸，旁开 1.5 寸，即神庭与头维连线的内 1/3 与中 1/3 交点上
五处	在头部，前发际正中直上 1 寸，旁开 1.5 寸
承光	在头部，前发际正中直上 2.5 寸，旁开 1.5 寸
通天	在头部，前发际正中直上 4 寸，旁开 1.5 寸
络却	在头部，前发际正中直上 5.5 寸，旁开 1.5 寸
玉枕	在后头部，后发际正中旁开 1.3 寸，平枕外隆凸上缘
天柱	在项部，大筋（斜方肌）外缘之后发际凹陷中，约当后发际正中旁开 1.3 寸
大杼	在背部，第 1 胸椎棘突下，后正中线旁开 1.5 寸
风门	在背部，第 2 胸椎棘突下，后正中线旁开 1.5 寸
肺俞	在背部，第 3 胸椎棘突下，后正中线旁开 1.5 寸
厥阴俞	在背部，第 4 胸椎棘突下，后正中线旁开 1.5 寸
心俞	在背部，第 5 胸椎棘突下，后正中线旁开 1.5 寸
督俞	在背部，第 6 胸椎棘突下，后正中线旁开 1.5 寸
膈俞	在背部，第 7 胸椎棘突下，后正中线旁开 1.5 寸
肝俞	在背部，第 9 胸椎棘突下，后正中线旁开 1.5 寸
胆俞	在背部，第 10 胸椎棘突下，后正中线旁开 1.5 寸
脾俞	在背部，第 11 胸椎棘突下，后正中线旁开 1.5 寸
胃俞	在背部，第 12 胸椎棘突下，后正中线旁开 1.5 寸
三焦俞	在腰部，第 1 腰椎棘突下，后正中线旁开 1.5 寸
肾俞	在腰部，第 2 腰椎棘突下，后正中线旁开 1.5 寸
气海俞	在腰部，第 3 腰椎棘突下，后正中线旁开 1.5 寸
大肠俞	在腰部，第 4 腰椎棘突下，后正中线旁开 1.5 寸
关元俞	在腰部，第 5 腰椎棘突下，后正中线旁开 1.5 寸
小肠俞	在骶部，骶正中嵴旁 1.5 寸，平第 1 骶后孔
膀胱俞	在骶部，骶正中嵴旁 1.5 寸，平第 2 骶后孔
中膂俞	在骶部，骶正中嵴旁 1.5 寸，平第 3 骶后孔

穴名	位置
白环俞	在骶部，骶正中嵴旁 1.5 寸，平第 4 骶后孔
上髎	在骶部，正对第 1 骶后孔处
次髎	在骶部，正对第 2 骶后孔处
中髎	在骶部，正对第 3 骶后孔处
下髎	在骶部，正对第 4 骶后孔处
会阳	在臀部，尾骨端旁开 0.5 寸
承扶	在臀部，臀沟的中点
殷门	在大腿后面，股二头肌与半腱肌之间，臀沟下 6 寸
浮郄	在腘横纹上 1 寸，股二头肌腱的内侧
委阳	在腘横纹上，股二头肌腱的内侧
委中	在腘横纹中点
附分	在背部，第 2 胸椎棘突下，后正中线旁开 3 寸
魄户	在背部，第 3 胸椎棘突下，后正中线旁开 3 寸
膏肓	在背部，第 4 胸椎棘突下，后正中线旁开 3 寸
神堂	在背部，第 5 胸椎棘突下，后正中线旁开 3 寸
譩譆	在背部，第 6 胸椎棘突下，后正中线旁开 3 寸
膈关	在背部，第 7 胸椎棘突下，后正中线旁开 3 寸
魂门	在背部，第 9 胸椎棘突下，后正中线旁开 3 寸
阳纲	在背部，第 10 胸椎棘突下，后正中线旁开 3 寸
意舍	在背部，第 11 胸椎棘突下，后正中线旁开 3 寸
胃仓	在背部，第 12 胸椎棘突下，后正中线旁开 3 寸
肓门	在腰部，第 1 腰椎棘突下，后正中线旁开 3 寸
志室	在腰部，第 2 腰椎棘突下，后正中线旁开 3 寸
胞肓	在臀部，横平第 2 骶后孔，骶正中嵴旁开 3 寸
秩边	在臀部，横平第 4 骶后孔，骶正中嵴旁开 3 寸
合阳	在小腿后面，委中与承山的连线上，委中直下 2 寸
承筋	在小腿后面，合阳与承山的连线上，腓肠肌两肌腹中央，腘横纹下 5 寸
承山	在小腿后面，腓肠肌两肌腹与跟腱交角处，伸直小腿或足跟上提时，腓肠肌肌腹下出现尖角凹陷处
飞扬	在小腿后面，腓肠肌外下缘与跟腱移行处，约当昆仑直上 7 寸
跗阳	在小腿后面，昆仑直上 3 寸，腓骨与跟腱间
昆仑	在足部外踝后方，外踝尖与跟腱之间的凹陷处
仆参	在足外侧部，昆仑直下，跟骨外侧，赤白肉际处
申脉	在足外侧部，外踝尖直下，外踝下缘与跟骨间凹陷中
金门	在足背，外踝前缘直下，第 5 跖骨粗隆后方，骰骨下缘处
京骨	在足外侧，第 5 跖骨粗隆前下方，赤白肉际处
束骨	在足外侧，足小趾本节（第 5 跖趾关节）的近端，赤白肉际处
足通谷	在足趾，足小趾本节（第 5 跖趾关节）的远端，赤白肉际处
至阴	在足小趾末节外侧，趾甲根角侧后方 0.1 寸（指寸）

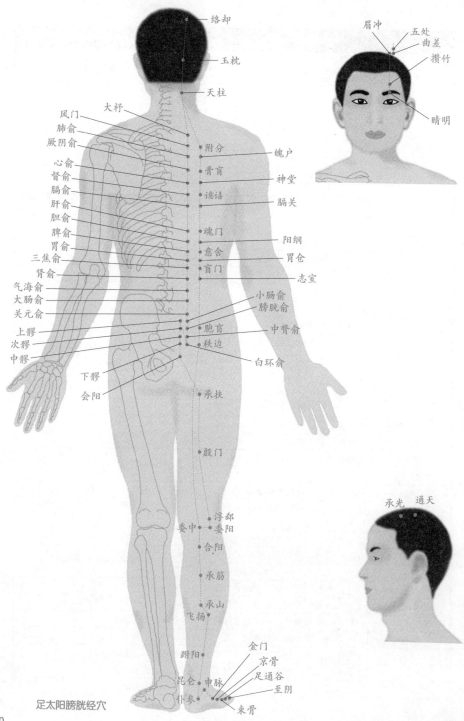

络却
玉枕
天柱
大杼
风门
肺俞
厥阴俞
心俞
督俞
膈俞
肝俞
胆俞
脾俞
胃俞
三焦俞
肾俞
气海俞
大肠俞
关元俞
上髎
次髎
中髎
下髎
会阳
附分
膏肓
譩譆
魂门
意舍
肓门
魄户
神堂
膈关
阳纲
胃仓
志室
小肠俞
膀胱俞
胞肓
秩边
中膂俞
白环俞
承扶
殷门
浮郄
委阳
委中
合阳
承筋
承山
飞扬
跗阳
昆仑
仆参
金门
京骨
申脉
足通谷
至阴
束骨

眉冲
五处
曲差
攒竹
睛明

承光　通天

足太阳膀胱经穴

20

足少阴肾经穴

足少阴肾经穴,归属于足少阴肾经的腧穴。据《针灸甲乙经》及《医宗金鉴》等书载述,本经一侧27穴(左右两侧共54穴),其中10穴分布于下肢内侧面的后缘,其余17穴位于胸腹部任脉两侧。首穴涌泉,末穴俞府。

足少阴肾经穴主治:泌尿生殖系统、神经系统、呼吸系统、消化系统和循环系统的某些病症,以及本经脉所经过部位的病症。

足少阴肾经穴名与位置

穴名	位置
涌泉	在足底部,屈足卷趾时足心最凹陷处,约足底第2、3趾蹼缘与足跟连线的前1/3与后2/3交点上
然谷	在足内侧缘,足舟骨粗隆下方,赤白肉际处
太溪	在足内侧,内踝后方,内踝尖与跟腱之间的凹陷处
大钟	在足内侧,内踝后下方,跟腱附着部的内侧前方凹陷处
水泉	在足内侧,内踝后下方,太溪直下1寸(指寸),跟骨结节的内侧凹陷处
照海	在足内侧,内踝尖下1寸,内踝下缘边际凹陷处
复溜	在小腿内侧,内踝尖上2寸,跟腱的前方
交信	在小腿内侧,内踝尖上2寸,复溜前0.5寸,胫骨内侧缘的后方
筑宾	在小腿内侧,太溪直上5寸,比目鱼肌与跟腱之间
阴谷	在腘窝内侧,腘横纹上,半腱肌肌腱外侧缘
横骨	在下腹部,脐中下5寸,前正中线旁开0.5寸
大赫	在下腹部,脐中下4寸,前正中线旁开0.5寸
气穴	在下腹部,脐中下3寸,前正中线旁开0.5寸
四满	在下腹部,脐中下2寸,前正中线旁开0.5寸
中注	在下腹部,脐中下1寸,前正中线旁开0.5寸
肓俞	在腹中部,脐中旁开0.5寸
商曲	在上腹部,脐中上2寸,前正中线旁开0.5寸
石关	在上腹部,脐中上3寸,前正中线旁开0.5寸
阴都	在上腹部,脐中上4寸,前正中线旁开0.5寸
腹通谷	在上腹部,脐中上5寸,前正中线旁开0.5寸
幽门	在上腹部,脐中上6寸,前正中线旁开0.5寸
步廊	在胸部,第5肋间隙,前正中线旁开2寸
神封	在胸部,第4肋间隙,前正中线旁开2寸
灵墟	在胸部,第3肋间隙,前正中线旁开2寸
神藏	在胸部,第2肋间隙,前正中线旁开2寸
彧中	在胸部,第1肋间隙,前正中线旁开2寸
俞府	在胸部,锁骨下缘,前正中线旁开2寸

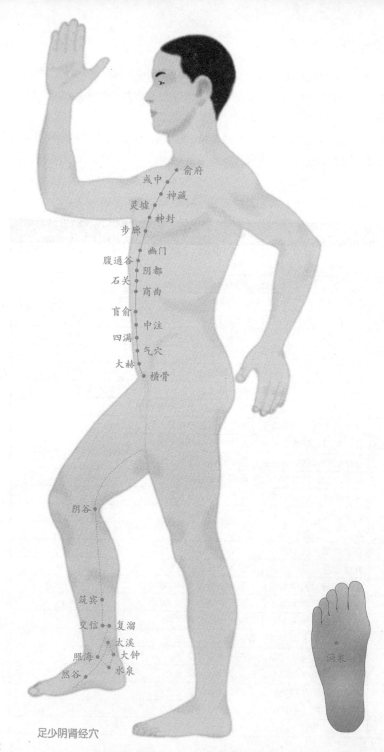

俞府
彧中 神藏
灵墟 神封
步廊
幽门
腹通谷 阴都
石关 商曲
肓俞 中注
四满 气穴
大赫 横骨

阴谷

筑宾
交信 复溜
太溪
照海 大钟
然谷 水泉

涌泉

足少阴肾经穴

手厥阴心包经穴

手厥阴心包经穴，归属于手厥阴心包经的腧穴。本经首穴是天池，末穴是中冲，左右各9穴。

手厥阴心包经穴预防和主治的疾病：①心血管系统疾病，如心慌、心动过缓、心动过速、心绞痛、心肌缺血、胸闷。②其他，如恶心、呕吐、抑郁症、中暑、休克、小儿惊风、胃痛胃胀，以及经脉所过部位的关节肌肉痛。

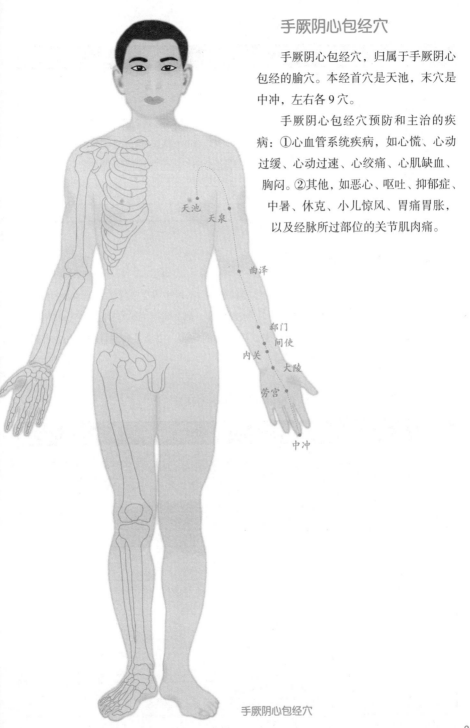

天池
天泉
曲泽
郄门
间使
内关
大陵
劳宫
中冲

手厥阴心包经穴

手厥阴包经穴名与位置

穴名	位置
天池	在胸部，第 4 肋间隙，乳头外 1 寸，前正中线旁开 5 寸
天泉	在臂前侧，腋前纹头下 2 寸，肱二头肌的长、短头之间
曲泽	在肘横纹中，肱二头肌腱的尺侧缘凹陷中
郄门	在前臂掌侧，曲泽与大陵的连线上，腕横纹上 5 寸
间使	在前臂掌侧，腕横纹上 3 寸，掌长肌腱与桡侧腕屈肌腱之间
内关	在前臂掌侧，腕横纹上 2 寸，掌长肌腱与桡侧腕屈肌腱之间
大陵	在腕掌横纹的中点处，掌长肌腱与桡侧腕屈肌腱之间
劳宫	在手掌心，第 2、3 掌骨之间偏于第 3 掌骨，握拳屈指时中指尖处
中冲	在手中指末端最高点

手少阳三焦经穴

手少阳三焦经穴，归属于手少阳三焦经的腧穴。本经一侧 23 穴（左右两侧共 46 穴），其中 13 穴分布于上肢背面的正中线上，10 穴在颈、侧头部。首穴关冲，末穴丝竹空。

手少阳三焦经穴主治：胸、心、肺、咽喉部的病症，以及某些热性病症和本经所经过部位的病症。

手少阳三焦经穴名与位置

穴名	位置
关冲	在手指，第 4 指末节尺侧，指甲根角侧上方 0.1 寸（指寸）
液门	在手背，第 4、5 指间，指蹼缘后方赤白肉际凹陷处
中渚	在手背，第 4 掌指关节的后方，第 4、5 掌骨间凹陷处
阳池	在腕后侧，腕背横纹中，指伸肌腱的尺侧缘凹陷处
外关	在前臂背侧，腕背横纹上 2 寸，尺骨与桡骨间隙中点
支沟	在前臂背侧，腕背横纹上 3 寸，尺骨与桡骨间隙中点
会宗	在前臂背侧，腕背横纹上 3 寸，支沟尺侧，尺骨的桡侧缘
三阳络	在前臂背侧，腕背横纹上 4 寸，尺骨与桡骨间隙中点
四渎	在前臂背侧，尺骨鹰嘴尖下 5 寸，尺骨与桡骨间隙中点
天井	在肘外侧，尺骨鹰嘴尖直上 1 寸凹陷处
清冷渊	在臂外侧，尺骨鹰嘴尖与肩峰角连线上，尺骨鹰嘴尖直上 2 寸
消泺	在臂外侧，尺骨鹰嘴尖与肩峰角连线上，尺骨鹰嘴尖上 5 寸
臑会	在臂外侧，尺骨鹰嘴尖与肩峰角连线上，三角肌的后下缘
肩髎	在肩带部，肩峰角与肱骨大结节两骨间凹陷处
天髎	在肩带部，肩井与曲垣的中间，肩胛骨上角际凹陷处
天牖	在颈侧部，平下颌角，胸锁乳突肌的后缘凹陷中

穴名	位置
翳风	在耳垂后方，乳突下端前方凹陷处
瘈脉	在头部，耳后乳突中央，角孙至翳风沿耳轮连线的中、下 1/3 的交点处
颅息	在头部，角孙至翳风沿耳轮连线的上、中 1/3 的交点处
角孙	在头部，耳尖正对发际处
耳门	在面部，耳屏上切迹与下颌骨髁突之间的凹陷处
耳和髎	在头侧部，鬓发后缘，平耳郭根之前方，颞浅动脉的后缘
丝竹空	在面部，眉梢凹陷处

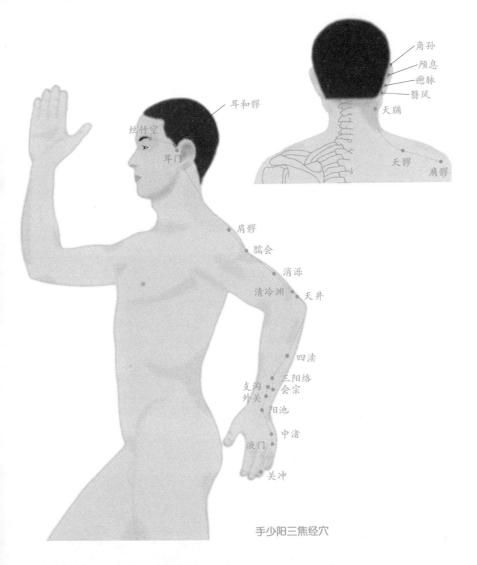

手少阳三焦经穴

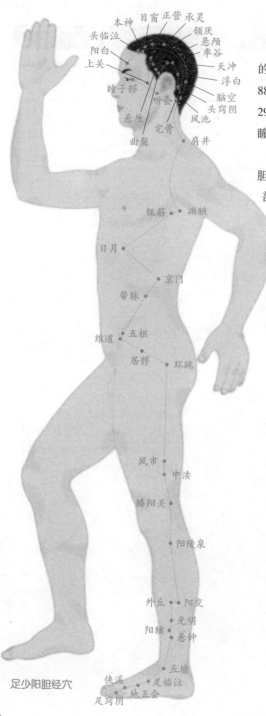

本神　目窗正营承灵
头临泣　　　　　颔厌
阳白　　　　　　悬颅
上关　　　　　　率谷
　　　　　　　　天冲
瞳子髎　　　　　浮白
　　　听会　　　脑空
悬厘　　　　头窍阴
完骨　　风池
曲鬓　　　　肩井

辄筋　渊腋

日月

京门

带脉

五枢

维道
居髎　环跳

风市
中渎

膝阳关

阳陵泉

外丘　阳交
　　　光明
阳辅　悬钟

丘墟
侠溪　足临泣
地五会
足窍阴

足少阳胆经穴

足少阳胆经穴

足少阳胆经穴，归属于足少阳胆经的腧穴。本经一侧44穴（左右两侧共88穴），其中15穴分布于下肢的外侧面，29穴在臀、侧胸、侧头等部位。首穴瞳子髎，末穴足窍阴。

足少阳胆经穴主治：胸胁病症、肝胆病症、热性病、神经系统病症和头侧部、眼、耳、咽喉的病症，以及本经脉所经过部位的病症。

足少阳胆经穴名与位置

穴名	位置
瞳子髎	在头部，目外眦外侧 0.5 寸凹陷中
听会	在面部，耳屏间切迹与下颌骨髁突间的凹陷处
上关	在头部，下关直上，颧弓的上缘凹陷处
颌厌	在头部鬓发上，头维与曲鬓弧形连线的上 1/4 与下 3/4 交点处
悬颅	在头部鬓发上，头维与曲鬓弧形连线的中点处
悬厘	在头部鬓发上，头维与曲鬓弧形连线的上 3/4 与下 1/4 交点处
曲鬓	在头部，耳前鬓角发际后缘与耳尖水平线交点处
率谷	在头部，耳尖直上入发际 1.5 寸，角孙直上方
天冲	在头部，耳根后缘直上入发际 2 寸，率谷后 0.5 寸处
浮白	在头部，耳后乳突的后上方，天冲与完骨的弧形连线的中 1/3 与上 1/3 交点处
头窍阴	在头部，耳后乳突的后上方，天冲与完骨弧形连线的中 1/3 与下 1/3 交点处
完骨	在颈部，耳后乳突的后下方凹陷处
本神	在头部，前发际上 0.5 寸，头正中线旁开 3 寸，神庭与头维连线的内 2/3 与外 1/3 的交点处
阳白	在头部，瞳孔直上，眉上 1 寸
头临泣	在头部，瞳孔直上入前发际上 0.5 寸，神庭与头维连线的中点处
目窗	在头部，前发际上 1.5 寸，头正中线旁开 2.25 寸
正营	在头部，前发际上 2.5 寸，头正中线旁开 2.25 寸
承灵	在头部，前发际上 4 寸，头正中线旁开 2.25 寸
脑空	在头部，枕外隆凸的上缘外侧，头正中线旁开 2.25 寸，横平脑户
风池	在项部，枕骨之下，与风府相平，胸锁乳突肌与斜方肌上端之间的凹陷处
肩井	在颈后部，前直乳中，大椎与肩峰端连线的中点
渊腋	在侧胸部，举臂，腋中线上，腋下 3 寸，第 4 肋间隙中
辄筋	在侧胸部，渊腋前 1 寸，平乳头，第 4 肋间隙中
日月	在上腹部，乳头直下，第 7 肋间隙，前正中线旁开 4 寸
京门	在侧腹部，第 12 肋骨游离端的下方
带脉	在侧腹部，第 11 肋骨游离端下方垂线与脐水平线的交点上
五枢	在下腹部，髂前上棘的内侧，横平脐下 3 寸处
维道	在下腹部，髂前上棘内下 0.5 寸
居髎	在髋部，髂前上棘与股骨大转子最凸点连线的中点处
环跳	在股外侧部，股骨大转子最凸点与骶管裂孔连线的外 1/3 与中 1/3 交点处
风市	在大腿外侧部，腘横纹上 7 寸，髂胫束后缘
中渎	在大腿外侧，腘横纹上 5 寸，髂胫束后缘
膝阳关	在膝外侧，股骨外上髁上方，股二头肌腱与髂胫束之间的凹陷中
阳陵泉	在小腿外侧，腓骨头前下方凹陷处
阳交	在小腿外侧，外踝尖上 7 寸，腓骨后缘
外丘	在小腿外侧，外踝尖上 7 寸，腓骨前缘

续表

穴名	位置
光明	在小腿外侧，外踝尖上 5 寸，腓骨前缘
阳辅	在小腿外侧，外踝尖上 4 寸，腓骨前缘
悬钟	在小腿外侧，外踝尖上 3 寸，腓骨前缘
丘墟	在足外踝的前下方，趾长伸肌腱的外侧凹陷处
足临泣	在足背外侧，第 4、5 跖骨底结合部的前方，小趾长伸肌腱的外侧凹陷处
地五会	在足背外侧，第 4、5 跖骨之间，小趾伸肌腱的内侧缘，第 4 跖趾关节近端凹陷中
侠溪	在足背外侧，第 4、5 趾间，趾蹼缘后方赤白肉际处
足窍阴	在足第 4 趾末节外侧，趾甲根角侧后方 0.1 寸（指寸）

足厥阴肝经穴

足厥阴肝经穴，归属于足厥阴肝经的腧穴。本经一侧有 14 个穴位（左右两侧共 28 穴），其中 2 穴分布于腹部和胸部，12 穴在下肢部。首穴大敦，末穴期门。

足厥阴肝经穴主治：肝胆病症、泌尿生殖系统、神经系统的疾病，眼科疾病和本经经脉所过部位的疾病，如胸胁痛、少腹痛、疝气、遗尿、小便不利、遗精、月经不调、头痛目眩、下肢痹痛等病症。

足厥阴肝经穴名与位置

穴名	位置
大敦	在足大趾末节外侧，趾甲根角侧后方 0.1 寸（指寸）
行间	在足背侧，第 1、2 趾间，趾蹼缘的后方赤白肉际处
太冲	在足背侧，第 1、2 跖骨间，跖骨底结合部前方凹陷处
中封	在足背侧，足内踝前，商丘与解溪连线之间，胫骨前肌肌腱的内侧凹陷处
蠡沟	在小腿内侧，足内踝尖上 5 寸，胫骨内侧面的中央
中都	在小腿内侧，足内踝尖上 7 寸，胫骨内侧面的中央
膝关	在小腿内侧，胫骨内上髁的后下方，阴陵泉后 1 寸
曲泉	在膝内侧，屈膝，膝关节内侧面横纹内侧端，股骨内侧髁的后缘，半腱肌、半膜肌止端的前缘凹陷处
阴包	在大腿内侧，髌底上 4 寸，股内侧肌与缝匠肌之间
足五里	在大腿内侧，气冲直下 3 寸，动脉搏动处
阴廉	在大腿内侧，气冲直下 2 寸
急脉	在腹股沟，横平耻骨联合上缘，前正中线旁开 2.5 寸
章门	在侧腹部，第 11 肋游离端的下方
期门	在胸部，乳头直下，第 6 肋间隙，前正中线旁开 4 寸

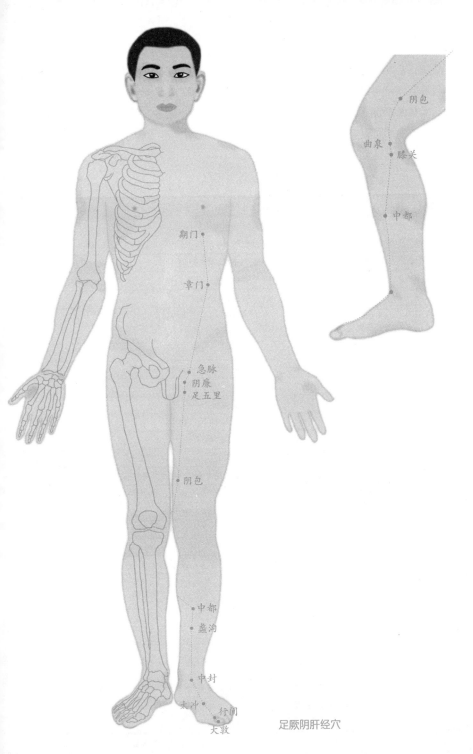

期门

章门

急脉
阴廉
足五里

阴包

中都
蠡沟

中封
太冲 行间
大敦

阴包

曲泉
膝关

中都

足厥阴肝经穴

督脉穴

督脉，共29穴，首穴位长强，末穴为龈交。又交会于足太阳的风门穴、任脉的会阴穴。

督脉穴预防和主治的疾病：①脊柱病，如腰肌劳损、腰椎间盘突出、强直性脊柱炎、椎病。②其他，如小儿消化不良、头痛、发热、脑卒中、脱肛、失眠多梦、记忆力减退、退行性关节炎、胆囊炎。

督脉穴名与位置

穴名	位置
长强	在尾骨端下，尾骨端与肛门连线的中点处
腰俞	在骶部，后正中线上，正对骶管裂孔
腰阳关	在腰部，后正中线上，第4腰椎棘突下凹陷中
命门	在腰部，后正中线上，第2腰椎棘突下凹陷中
悬枢	在腰部，后正中线上，第1腰椎棘突下凹陷中
脊中	在背部，后正中线上，第11胸椎棘突下凹陷中
中枢	在背部，后正中线上，第10胸椎棘突下凹陷中
筋缩	在背部，后正中线上，第9胸椎棘突下凹陷中
至阳	在背部，后正中线上，第7胸椎棘突下凹陷中
灵台	在背部，后正中线上，第6胸椎棘突下凹陷中
神道	在背部，后正中线上，第5胸椎棘突下凹陷中
身柱	在背部，后正中线上，第3胸椎棘突下凹陷中
陶道	在背部，后正中线上，第1胸椎棘突下凹陷中
大椎	在后正中线上，第7颈椎棘突下凹陷中
哑门	在项部，后发际正中直上0.5寸，第2颈椎棘突上际凹陷中
风府	在项部，后发际正中直上1寸，枕外隆凸直下，两侧斜方肌之间凹陷中
脑户	在头部，枕外隆凸的上缘凹陷处
强间	在头部，后发际正中直上4寸（脑户上1.5寸）
后顶	在头部，后发际正中直上5.5寸
百会	在头部，前发际正中直上5寸，或两耳尖连线的中点处
前顶	在头部，前发际正中直上3.5寸
囟会	在头部，前发际正中直上2寸
上星	在头部，前发际正中直上1寸
神庭	在头部，前发际正中直上0.5寸
印堂	在头部，两眉毛内侧端中间的凹陷中
素髎	在面部，鼻尖的正中央
水沟	在面部，人中沟的上1/3与中1/3交点处
兑端	在面部，上唇结节的中点
龈交	在上唇内，上唇系带与上齿龈的相接处

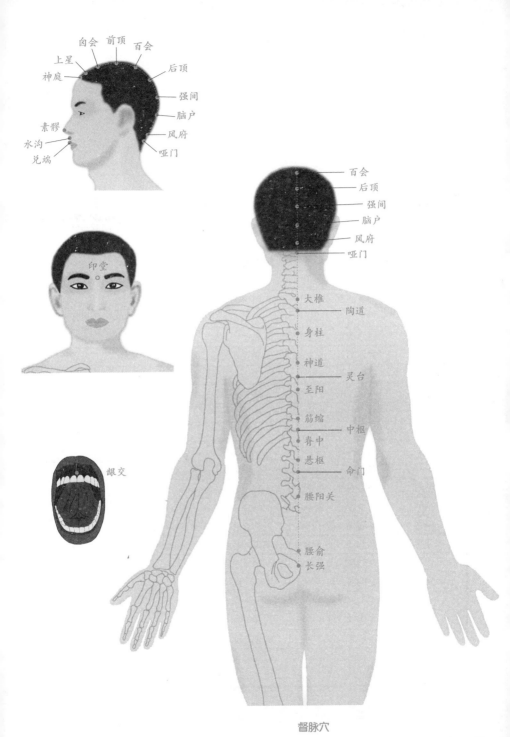

囟会 前顶 百会
上星
神庭
后顶
强间
脑户
素髎
风府
水沟
兑端
哑门

印堂

龈交

百会
后顶
强间
脑户
风府
哑门
大椎
陶道
身柱
神道
灵台
至阳
筋缩
中枢
脊中
悬枢
命门
腰阳关
腰俞
长强

督脉穴

31

任脉穴

任脉共 24 穴，首穴为会阴，末穴为承浆。

任脉穴预防和主治的疾病：①泌尿生殖系统疾病，如前列腺炎、阳痿、早泄、盆腔炎、附件炎、白带病。②消化系统疾病，如胃痛、消化不良、胃溃疡。③其他，如失眠、胸闷气短、腰痛。

任脉穴名与位置

穴名	位置
会阴	在会阴部，男性在阴囊根部与肛门连线的中点，女性在大阴唇后联合与肛门连线的中点
曲骨	在下腹部，前正中线上，耻骨联合上缘
中极	在下腹部，前正中线上，脐中下 4 寸
关元	在下腹部，前正中线上，脐中下 3 寸
石门	在下腹部，前正中线上，脐中下 2 寸
气海	在下腹部，前正中线上，脐中下 1.5 寸
阴交	在下腹部，前正中线上，脐中下 1 寸
神阙	在腹中部，脐中央
水分	在上腹部，前正中线上，脐中上 1 寸
下脘	在上腹部，前正中线上，脐中上 2 寸
建里	在上腹部，前正中线上，脐中上 3 寸
中脘	在上腹部，前正中线上，脐中上 4 寸
上脘	在上腹部，前正中线上，脐中上 5 寸
巨阙	在上腹部，前正中线上，脐中上 6 寸
鸠尾	在上腹部，前正中线上，胸剑结合部下 1 寸
中庭	在胸部，前正中线上，平第 5 肋间，即胸剑结合部中点
膻中	在胸部，前正中线上，平第 4 肋间，两乳头连线的中点
玉堂	在胸部，前正中线上，平第 3 肋间
紫宫	在胸部，前正中线上，平第 2 肋间
华盖	在胸部，前正中线上，平第 1 肋间
璇玑	在胸部，前正中线上，天突下 1 寸
天突	在颈部，前正中线上，胸骨上窝中央
廉泉	在颈部，前正中线上，喉结上，舌骨上缘凹陷处
承浆	在面部，颏唇沟的正中凹陷处

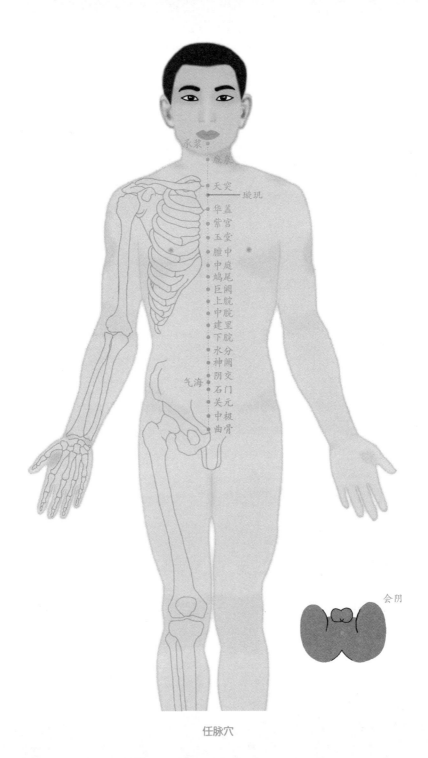

承浆

廉泉

天突 ———— 璇玑

华盖

紫宫

玉堂

膻中

中庭

鸠尾

巨阙

上脘

中脘

建里

下脘

水分

神阙

阴交

气海 石门

关元

中极

曲骨

会阴

任脉穴